LA RADIOGRAPHIE

APPLIQUÉE A L'ÉTUDE

DES ARTHROPATHIES DÉFORMANTES

DU SYNDROME RHUMATISMAL CHRONIQUE DÉFORMANT

(Étude clinique et anatomique, courbe uroséméiographique)

PAR

LE DR F. BARJON

Préparateur d'Histologie à la Faculté de Médecine.
Ex-Interne Lauréat des Hôpitaux de Lyon (Prix Bouchet, 1896).
Lauréat de l'Académie de Médecine (Prix Portal, 1896).

Avec 8 figures et 14 graphiques dans le texte et 21 planches hors texte.

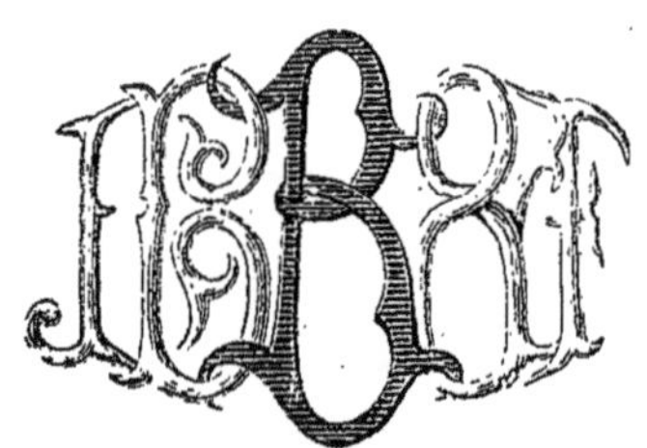

PARIS

LIBRAIRIE J.-B. BAILLIÈRE ET FILS

19, RUE HAUTEFEUILLE, PRÈS DU BOULEVARD SAINT-GERMAIN

1897

LA

RADIOGRAPHIE

APPLIQUÉE A L'ÉTUDE

DES ARTHROPATHIES DÉFORMANTES

DU SYNDROME RHUMATISMAL

CHRONIQUE DÉFORMANT

— Étude clinique et anatomique, courbe uroséméiographique —

DU MEME AUTEUR

Nouveau cas d'œdème aigu infectieux rétro-laryngé à pneumocoques *(Prov. méd.*, 27 janvier et 3 février 1894).

Des œdèmes aigus primitifs et infectieux du larynx, revue générale *(Gaz. des Hôpitaux*, 19 mai 1894).

Sur un cas de myocardite d'origine rhumatismale chez l'enfant (avec deux planches). En collaboration avec M. Weill, agrégé médecin des hôpitaux *(Archiv. de méd. exp. et d'anat. path.*, 1er mars 1895).

Épidémie de vulvite blennorragique. En collaboration avec M. Weill, agrégé médecin des hôpitaux *(Arch. de méd. exp. et d'anat. pat.*, 1er mai 1895).

Gaz du pus; abcès gazeux; pneumothorax essentiel *(Archiv. provinciales de chirurgie*, 1er juillet 1895).

Des procédés de numération des globules blancs du sang basés sur l'emploi des sérums artificiels colorés. En collaboration avec M. Cl. Regaud *(Lyon méd.*, 21 sept. 1895).

Des oreilles suppurées *(Prov. méd.*, 12 oct. 1895).

Retrécissement tricuspidien. En collaboration avec M. Roque, agrégé, médecin des hôpitaux *(Prov. méd.*, 4 avril 1896).

Orchite typhoidique. Suppuration. Bacille d'Eberth pur avant et après la suppuration. En collaboration avec J. Sallès, chef de clinique *(Gazette des Hôpitaux*, 16 avril 1896).

Endocardite végétante par infection biliaire. En collaboration avec J. Sallès, chef de clinique *(Prov. méd.*, 16 mai 1896).

Myocardite parenchymateuse chez l'enfant. En collaboration avec M. Weil, agrégé, médecin des hôpitaux *(Revue mensuelle des maladies de l'enfance*, décembre 1896.

Vaisseaux lymphatiques des tumeurs épithéliales malignes. En collaboration avec Cl. Regaud *(Soc. de Biologie*, 19 déc. 1896).

De l'emploi des rayons X dans l'étude de la structure osseuse et de ses modifications pathologiques : goutte, rhumatisme, arthropathies nerveuses. En collaboration avec le Dr Destot *(Soc. des Sciences médicales de Lyon*, 27 janv. 1897 et *Prov. méd.*, 30 janvier 1897).

Anatomie pathologique du système lymphatique (réseaux, canaux et ganglions) dans la sphère des néoplasmes malins. En collaboration avec Cl. Regaud (Mémoire couronné par l'Académie de médecine, Prix Portal 1896) *(Annales de l'Université lyonnaise*, mai 1897).

Lyon. — Imp. PITRAT AINÉ, A. REY Succ., 4, rue Gentil. — 15217

LA

RADIOGRAPHIE

APPLIQUÉE A L'ÉTUDE

DES ARTHROPATHIES DÉFORMANTES

DU SYNDROME RHUMATISMAL

CHRONIQUE DÉFORMANT

(Etude clinique et anatomique, courbe uroséméiographique)

PAR

LE DR F. BARJON

Préparateur d'Histologie à la Faculté de Médecine,
Ex-Interne Lauréat des Hôpitaux de Lyon (Prix Bouchet, 1896),
Lauréat de l'Académie de Médecine (Prix Portal, 1896).

**Avec 8 figures et 14 graphiques dans le texte
et 21 planches hors texte.**

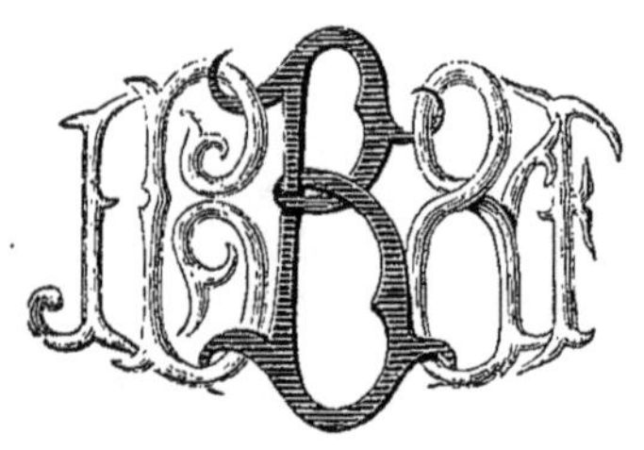

PARIS

LIBRAIRIE J.-B. BAILLIÈRE ET FILS

19, RUE HAUTEFEUILLE, PRÈS DU BOULEVARD SAINT-GERMAIN

1897

AVANT-PROPOS

C'est pour moi encore plus un plaisir qu'un devoir de venir, au début de ce travail qui doit marquer, la fin de mes études, remercier les maîtres éminents qui m'ont aidé de leurs conseils, guidé de leur expérience et honoré de leur amitié.

M. le professeur Renaut m'a accueilli de la façon la plus aimable dans son laboratoire. Pendant quatre années j'ai profité de ses savantes leçons, et la partie anatomo-pathologique de ce travail a été faite sous sa direction avec le contrôle de sa haute compétence histologique. Il a bien voulu accepter la présidence de cette thèse. Je le remercie vivement de toutes ces marques de sympathie et du bienveillant intérêt qu'il n'a cessé de me montrer.

Pendant mon externat j'ai eu successivement pour maîtres : M. Vincent, chirurgien major de la Charité, MM. Chappet et Josserand, médecins des Hôpitaux avec lesquels j'ai toujours conservé les meilleures relations d'amitié ; et le regretté Daniel Mollière dont je garde respectueusement le souvenir.

Puis, comme interne, MM. Audry et Clément, médecins des Hôpitaux, m'ont enseigné la clinique médi-

cale ; M. Cordier, chirurgien major de l'Antiquaille, la pratique difficile de la dermatologie; M. Garel, médecin des Hôpitaux, l'art délicat qu'il exerce en habile spécialiste; M. Weill, professeur agrégé, médecin des Hôpitaux, l'étude des maladies de l'enfance.

M. A. Pollosson, professeur agrégé, chirurgien major de la Charité, a été mon maître en chirurgie.

M. le professeur Bondet, dont j'ai eu l'honneur d'être l'interne, m'a toujours prodigué les marques d'une extrême bienveillance, je suis heureux de pouvoir l'en remercier.

J'ai trouvé près de lui M. Roque, professeur agrégé, médecin des Hôpitaux qui m'a traité en véritable ami en plusieurs circonstances. Je ne puis que lui exprimer ici ma reconnaissance pour l'intérêt qu'il m'a témoigné.

Mon dernier maître à l'Internat a été M. le professeur Teissier. Mon séjour dans ce service a été pour moi un honneur et un grand plaisir. Je garderai longtemps le souvenir de ses leçons au lit du malade, de ses exemples de probité professionnelle et de dévouement pour les autres. Tous ceux qui l'ont approché savent avec quelle scrupuleuse bonté il soigne ses malades et combien il sait se déranger pour rendre service.

A la fin de l'année 1896, j'ai eu la bonne fortune de suivre à l'Institut Pasteur les cours du Dr Roux. Son enseignement d'une précision et d'une rigueur scientifique admirables est une merveilleuse école d'expérimentation. Je le remercie tout spécialement pour sa bienveillance à mon égard.

Mes deux excellents amis, B. Lyonnet, médecin des Hôpitaux, et Nové-Josserand, chirurgien des Hôpitaux, ont été mes premiers maîtres ; seul je sais tout ce que je dois à leur vieille amitié et à leurs conseils.

A tous mes collègues de l'Internat, j'adresse un souvenir d'amitié et, en particulier, à Cl. Regaud qui a toujours été pour moi un ami sincère et dévoué.

Avant de terminer, j'ajouterai un mot de remerciement à ceux qui m'ont facilité ce travail. M. le professeur Poncet a bien voulu me faire part de ses idées sur la forme tuberculeuse du rhumatisme chronique que je décris au chapitre III. Il a eu l'obligeance de m'en donner deux observations inédites à ajouter à celles que j'avais déjà. M. Mouisset, médecin des Hôpitaux, m'a accueilli dans son service du Perron avec une extrême bienveillance. J'ai usé largement des observations qu'il a bien voulu me communiquer.

M. Destot a été pour moi un aide précieux dans les études radiographiques. Il a mis à ma disposition son installation électrique et je puis dire que j'ai usé et abusé de sa complaisance.

M. Wolff, pharmacien en chef du Perron, a bien voulu se charger des analyses d'urine de mes malades. Il l'a fait avec la conscience et l'habileté qu'il apporte dans tous ses travaux de laboratoire et m'a fourni des documents extrêmement précieux.

A tous : maîtres, amis et collaborateurs, j'adresse mes sincères remerciements et l'expression de ma vive sympathie.

DU

SYNDROME RHUMATISMAL

CHRONIQUE DÉFORMANT

(Recherches cliniques et anatomiques, courbe uroséméiographique)

ÉTUDE RADIOGRAPHIQUE

DES ARTHROPATHIES DÉFORMANTES

INTRODUCTION

« On a fini par tellement divaguer sur le rhumatisme, dit Piorry dans la *Médecine du bon sens*, qu'on l'a presque identifié avec la cause froid humide, et que, ne pouvant dire ce qu'il est, ni ce que l'on désigne ainsi, on a réuni sous ce nom la plupart des souffrances humaines. »

C'est bien en effet une impression de vague, d'incertitude, de diffusion que l'on garde de la lecture de toutes les anciennes monographies sur le rhumatisme. Depuis le commencement de ce siècle, on a déjà largement taillé dans cet immense bloc pathologique et, si l'on commence à en voir surgir une figure plus nette et plus précise, il faut bien reconnaître que ses traits sont encore rudes et grossiers. L'œuvre, en un mot, n'est pas parfaite. Que de chemin parcouru cependant depuis le temps où Sauvages distinguait 15 espèces de rhumatismes et où Cullen en décrivait 34 ; dont 15 essentielles et 19 symptomatique (1744-1787).

Les manifestations articulaires du rhumatisme chronique tiennent assurément bien peu de place dans l'œuvre de Rodamel, dont les trois quarts au moins sont consacrés à l'étude des localisations viscérales du rhumatisme sur le cerveau, les nerfs (névralgies), la plèvre (pleurésie), la poitrine (asthme, phtisie), la rate (rate obstruée), l'estomac, les reins, la vessie, l'utérus, etc.

Le travail de Landré-Beauvais sur *la Goutte asthénique primitive en 1880* sert de point de départ à une série de monographies intéressantes de 1800 à 1825, dans lesquelles les auteurs Latour, Giannini, Scudamore, Guilbert, Villeneuve, Barthez s'efforcent de séparer définitivement la goutte du rhumatisme et d'établir une distinction entre la forme aiguë et la forme chronique du rhumatisme.

C'est de cette époque que date l'expression de rhumatisme goutteux empreinte encore de l'indécision qui régnait alors dans le diagnostic différentiel de la goutte et du rhumatisme.

Avec la thèse de Charcot commence une seconde période de travaux importants sur la question de 1850 à 1860, marquée par les dissertations inaugurales de Trastour, Vidal, Plaisance. Ces auteurs abandonnent les expressions de goutte asthénique primitive, de rhumatisme goutteux, qui jetaient encore un peu de confusion entre les manifestations goutteuses et rhumatismales, et adoptent définitivement le terme de rhumatisme chronique.

Ils insistent spécialement sur les rapports qui existent entre les accidents aigus et chroniques du rhumatisme et rangent formellement ces derniers dans la classe des affections rhumatismales.

Enfin de nos jours Bouchard a détaché du rhumatisme, sous le nom de pseudo-rhumatismes infectieux, toute une série de localisations articulaires observées au cours des maladies infectieuses et qui se distinguent du rhumatisme articulaire vrai par leur étiologie et aussi par des symptômes un peu différents.

Presque en même temps que s'opérait ce démembrement des formes aiguës, certains auteurs, à la suite de Skoda et de Risenmann, tentaient de distraire le rhumatisme chronique du cadre des affections rhumatismales et d'en faire une affection primitive des centres nerveux.

Ces auteurs furent frappés par la symétrie des localisations articulaires, par leur marche progressive, l'atrophie musculaire qui les accompagne, les troubles trophiques de la peau et des ongles, les modifications des réflexes, les troubles fonctionnels hors de proportion avec les douleurs ressenties.

Comparer d'abord le rhumathisme chronique aux affections primitives des centres nerveux, en faire ensuite une trophonévrose primitive, telles furent les conséquences de cette nouvelle orientation scientifique.

Pendant cette période on considère le rhumatisme articulaire aigu et le rhumatisme chronique déformant comme deux maladies essentiellement distinctes. La seconde n'a de rhumatisme que le nom ; elle ne présente ni les fluxions articulaires mobiles, ni les douleurs aiguës, ni la fièvre, ni les complications viscérales de la première.

Mais bientôt on était obligé de revenir sur cette idée trop absolue, et d'avouer que tous les cas de rhumatisme chronique ne pouvaient rentrer dans cette catégorie.

Les relations étroites, entre le rhumatisme aigu et chronique s'affirmaient de plus en plus : les théories infectieuses gagnaient du terrain, et bientôt avec Bouchard, Charrin, Marie, Chauffard, on distinguait deux grandes classes de rhumatismes chroniques.

L'un infectieux, succédant à plus ou moins brève échéance aux poussées de rhumatisme articulaire aigu ; l'autre arthritique, chronique d'emblée, sans lien aucun avec la fièvre rhumatismale et qui se présentait comme une sorte de trophonévrose primitive.

Telles sont, rapidement résumées, les trois étapes successivement parcourues dans notre siècle par l'histoire du rhumatisme. Nous n'avons pas voulu faire un historique complet de la question, ayant omis à dessein un grand nombre de noms sis à bonne place dans tous les ouvrages classiques, mais indiquer seulement en peu de mots le chemin suivi, les opinions à discuter.

Actuellement, tous les traités classiques récemment parus admettent les deux formes dont nous parlions tout à l'heure :

Une forme infectieuse succédant au rhumatisme articulaire aigu ;

Une forme arthritique ou trophonévrotique, chronique d'emblée et fatalement progressive.

MM. Teissier et Roque ont décrit encore une troisième forme sous le nom de rhumatisme goutteux. Ils ne prennent plus cette expression dans le sens erroné des anciens auteurs, qui en faisaient un synonyme de rhumatisme noueux ou polyarthrite déformante. Pour eux, ce terme convient à une forme bénigne de localisations articulaires chez des arthritiques, constituant parfois une incommodité mais jamais une infirmité.

Enfin, dans un dernier chapitre, on a l'habitude de ranger sous le nom de rhumatisme chronique partiel des localisations monoarticulaires ou ayant frappé au plus deux ou trois articulations (arthrite scapulaire atrophique ; morbus coxæ senilis), ainsi que les nodosités des extrémités digitales décrites par Heberden.

Après avoir examiné ainsi l'état de la question, nous avons commencé nos recherches personnelles, sans aucune idée préconçue. Nous avons recherché sans distinction tous les cas de rhumatisme chronique des hôpitaux de Lyon et avons rassemblé un total de 62 observations parmi lesquelles 48 se rapportent à des malades que nous avons pu voir et interroger nous-même.

Très rapidement nous avons été frappé de l'extrême fréquence des accidents aigus relevés dans les antécédents de nos rhumatisants chroniques. Entre les formes à début aigu ou chronique d'emblée, nous avons trouvé de nombreux intermédiaires.

Dans toutes ces formes, quel que soit le début, on retrouve invariablement la même marche par poussées successives ; et, à une période quelque peu avancée, il devient dans bien des cas impossible d'établir une différence clinique sérieuse entre une forme chronique d'emblée ou une forme secondaire aux rhumatismes aigus. Les accidents valvulaires cardiaques, sans être très fréquents, sont loin d'être rares.

La discussion des faits observés nous a paru présenter un certain intérêt et nous allons être ramené ainsi dans la première partie de ce travail à examiner les rapports du rhumatisme chronique déformant avec le rhumatisme articulaire aigu, les pseudo-rhumatismes, le rhumatisme trophonévrotique, la goutte et le rhumatisme goutteux.

La seconde partie sera consacrée à l'étude radiographique des arthropathies déformantes. Nous avons pensé que les rayons Röntgen, qui ont rendu déjà tant de services dans l'étude des lésions du squelette, pourraient être avantageusement appliqués chez les rhumatisants.

Partant d'un point de vue très général, nous avons étudié toutes les artropathies déformantes d'origine nerveuse, goutteuse ou rhumatismale, et avons cherché à obtenir des images pouvant permettre un diagnostic différentiel.

Les rayons X nous ont encore merveilleusement servi pour compléter l'étude macroscopique des modifications de structure subies par les extrémités osseuses articulaires. A cet exposé, nous ajouterons quelques considérations anatomo-pathologiques; puis après avoir dit deux mots de l'urologie et tracé la courbe uroséméiographique du rhumatisant chronique, nous terminerons par des considérations générales sur la maladie qui nous occupe; sur l'idée que nous nous faisons de son évolution clinique; sur le sens dans lequel nous voudrions voir préciser la signification du terme rhumatisme.

PREMIÈRE PARTIE

CHAPITRE PREMIER

Des rapports entre le rhumatisme articulaire aigu et le rhumatisme chronique déformant.

Nous venons de voir dans les quelques lignes qui précédent comment le rhumatisme chronique séparé de la goutte fut placé provisoirement dans le cadre des affections rhumatismales; comment il en fut arraché pour prendre place parmi les trophonévroses; comment enfin, ménageant l'une et l'autre opinion, on arriva à scinder le rhumatisme chronique en deux branches l'une infectieuse, l'autre diathésique.

Les rapports que nous voulons étudier peuvent dès lors se préciser de trois manières différentes :

1° Les deux formes aiguë et chronique du rhumatisme appartiennent à deux maladies essentiellement différentes. Jamais le rhumatisme articulaire aigu ne passe à l'état chronique. C'est l'opinion qu'a soutenue Lancereaux.

2° Les deux maladies peuvent coexister chez le même sujet, mais sans être liées directement l'une à l'autre. C'est une simple coïncidence. Quelques-uns accordent timidement au rhumatisme articulaire aigu un rôle prédisposant.

3° Le rhumatisme articulaire aigu et le rhumatisme chronique déformant sont deux maladies de la même famille. Le second découle du premier et le rhumatisme subaigu leur sert de point de transition (Charcot, Bouilland, Chomel, Trousseau, etc.).

Nous allons envisager séparément chacune de ces manières de voir.

Haygarth distingue une affection articulaire qui n'est ni la goutte ni le rhumatisme aigu ou chronique. La maladie atteint de préférence les femmes surtout après la ménopause. Durand-Fardel dans son *Traité des maladies chroniques* paraît se rattacher aussi à la première opinion. Il décrit trois types distincts de rhumatisme. L'un aigu, véritable pyrexie; l'autre chronique, rhumatisme noueux ou goutteux; le troisième à localisation variable non articulaire (douleurs musculaires, fibreuses, névralgiques, viscérales, cutanées.)

Les deux premières formes diffèrent d'une façon absolue l'une de l'autre par leur siège; la mobilité ou la fixité des localisations; la présence ou l'absence de lésions anatomiques; la fièvre ou l'apyrexie; ce sont deux maladies distinctes. Lasègue se borne à dire que les complications pleurales, cardiaques et cérébrales du rhumatisme articulaire aigu n'appartiennent point au rhumatisme chronique.

Œttinger et Legendre, dans leur article du *Traité de médecine*[1], considèrent les formes aiguës et chroniques comme deux maladies différentes.

[1] Charcot-Bouchard, *Traité de médecine*, t. I.

Mais c'est surtout Lancereaux et ses élèves Cousin, Virchaux, Davaine, qui se sont constitués les défenseurs de cette opinion.

« Il me sera facile, dit Lancereaux, de vous démontrer que la séparation entre le rhumatisme aigu et le rhumatisme chronique est absolue et qu'il est impossible d'y voir un seul et même état morbide ; car, tandis que le rhumatisme aigu franc ou fièvre rhumatismale est une maladie bien définie, le rhumatisme chronique n'est que le syndrome d'un complexus symptomatique plus général. »

L'auteur décrit alors le rhumatisme articulaire aigu ou fièvre rhumatismale qui est une maladie cyclique analogue aux fièvres éruptives ; débutant par de l'embarras gastrique fébrile qui précède les localisations articulaires. Cette affection ne se montre jamais après vingt-cinq ans ; elle ne passe jamais à l'état chronique; elle guérit ou bien laisse une lésion cardiaque.

A côté de celui-ci existe un rhumatisme chronique dont le début peut être aigu ou subaigu ou bien encore chronique d'emblée. Ces deux maladies sont absolument distinctes et différentes. Cependant, dans le cas où la forme chronique a un début aigu, la distinction peut présenter quelques difficultés. M. Davaine dans sa thèse a cherché à les aplanir, il ne paraît pas y être complètement parvenu.

Il y a dans les idées de Lancereaux deux points spéciaux à examiner :

D'abord la distinction absolue qu'il établit entre le rhumatisme articulaire aigu et ce qu'il appelle les poussées aiguës du rhumatisme chronique.

Ensuite cette affirmation que jamais le rhumatisme articulaire aigu ne passe à l'état chronique.

Nous acceptons parfaitement pour les cas extrêmes la division clinique de M. Lancereaux et la description qu'il en donne. Oui, il existe chez les jeunes sujets une forme de rhumatisme articulaire aigu qu'on peut appeler fièvre rhumatismale et qui évolue comme une maladie générale infectieuse. Ceci correspond parfaitement à l'idée qu'on se fait aujourd'hui du rhumatisme articulaire aigu. On voit également chez des gens plus âgés des poussées articulaires aiguës moins vives, moins fébriles, plus tenaces et qui, dans quelques cas, peuvent passer à l'état chronique. Mais que d'intermédiaires entre ces formes extrêmes et où les classer? Pourquoi vouloir limiter à vingt-cinq ans la forme aiguë et faire de toutes les autres des formes chroniques?

Comment désignerons-nous les poussées de rhumatisme aigu qui surviennent chez certaines personnes à trente-cinq ou quarante ans, et qui guérissent rapidement sans passer à l'état chronique? Je veux bien admettre que ces cas ne soient pas très fréquents, mais ils sont loin d'être rares; je me souviens d'en avoir vu plusieurs, entre autres un cocher de tramway âgé de trente-sept ans, atteint de fluxions aiguës polyarticulaires avec une température de 39 degrés, guéri en sept jours par le salicylate de soude, et aussi une malade de cinquante ans, atteinte d'une fluxion aiguë de l'épaule, guérie en quatre jours, par la même médication.

Ces cas, d'après Lancereaux, ne pourraient rentrer dans ce qu'il appelle le rhumatisme articulaire aigu ou fièvre rhumatismale; on ne peut pourtant pas les considérer comme des cas de rhumatisme chronique. Qu'en ferons-nous? Devons-nous considérer ces accidents comme étant d'une nature toute différente suivant qu'ils frappent des individus de 20, 35, 40 voire même de 50 ans ?

Puis encore les cas de rhumatisme articulaire subaigu, ceux qui guérissent sans passer à l'état chronique, ce qui n'est pas absolument rare, ceux-là, dis-je, ne trouvent point place dans la classification de Lancereaux.

Le rhumatisme subaigu, faut-il le rattacher au rhumatisme articulaire aigu dont il ne serait qu'une forme atténuée légère ; ou bien faut-il le rapprocher du rhumatisme chronique dont il ne serait que la forme douloureuse dépourvue de déformations ?

Ou bien encore faut-il, avec Delarrat, éviter la difficulté en rejetant tous les rhumatismes subaigus dans la classe des pseudo-rhumatismes infectieux de Bouchard ?

Nous croyons que toutes ces formes sont plus voisines qu'on ne pense et que les quelques différences cliniques qui séparent la fièvre rhumatismale des formes articulaires aiguës, subaiguës et chroniques ne les empêchent pas plus d'être les manifestations sinon d'une même infection, tout au moins d'infections similaires, que ces mêmes différences symptomatiques n'empêchent la granulie et la phtisie aiguë, subaiguë ou chronique d'appartenir à une seule et même infection : la tuberculose.

Nous arrivons maintenant à la seconde proposition de Lancereaux : le rhumatisme articulaire aigu ou fièvre rhumatismale ne passe jamais à l'état chronique.

Cette affirmation ne peut pas être soutenue. Tout le monde aujourd'hui admet que le rhumatisme aigu peut passer à l'état chronique, même la forme dite fièvre rhumatismale. Il suffit de se reporter au malade de Jaccoud qui avait eu six poussées différentes de rhumatisme articulaire aigu, qui présentait une insuffisance et un rétrécissement aortique et qui, à 29 ans, était un infirme grâce au rhumatisme chronique déformant.

Nous même avons observé plusieurs cas semblables, et nos malades des observations IV et VI par exemple avaient eu, à n'en pas douter, la fièvre rhumatismale ; les déformations sont apparues après la troisième poussée aiguë.

Il n'y a donc pas lieu d'établir une différence aussi tranchée entre la fièvre rhumatismale et les poussées aiguës du rhumatisme. Si pareille distinction existait réellement, on pourrait toujours dire d'emblée à l'examen d'un malade en cours de fluxion articulaire aiguë s'il doit guérir complètement ou s'il fera plus tard du rhumatisme chronique. Or, c'est justement dans cette question de pronostic que gît toute la difficulté, comme en convient très bien Jaccoud lui-même, quand il dit : « Peut-on arriver, dans la période aiguë d'un rhumatisme, à prévoir s'il doit se résoudre complètement ou s'il doit aboutir au rhumatisme chronique déformant ?

« Lorsque la douleur rend l'exploration des jointures impossible, *on ne peut se prononcer*. Si l'examen est possible, deux cas : ou bien le gonflement est dû uniquement à l'épanchement, à la tuméfaction des tissus mous périarticulaires; les os n'étant ni douloureux, ni augmentés de volume : on peut *présumer* une résolution complète ; ou bien les extrémités osseuses sont tuméfiées, la douleur siège surtout à leur niveau : il faut *craindre* des déformations par altérations persistantes[1]. »

[1] Jaccoud, Sur un cas de rhumatisme déformant *(Clin. de la Pitié*, 1896).

Voilà ce que dit Jaccoud; dans le premier cas, on ne peut se prononcer; dans le second on peut présumer, on peut craindre. On ne saurait être moins affirmatif.

Un petit nombre d'auteurs admettent la coexistence du rhumatisme aigu et chronique chez le même malade, mais sans y voir une relation de cause à effet. Le plus souvent c'est une simple coïncidence.

Garrod et Fuller, par exemple, ne nient pas que le rhumatisme articulaire aigu ne puisse aboutir à une époque plus ou moins éloignée, à une arthrite noueuse déformante mais peut-être s'est-on trompé sur la nature de l'accident aigu.

Crève-Cœur[1] fait preuve de la même indécision : « Que les rhumatismes aigu et chronique s'observent successivement chez le même individu; que le second puisse même succéder immédiatement au premier nous ne songeons pas à le nier. Mais est-on en droit de conclure de ces faits que c'est le rhumatisme aigu qui a passé à l'état chronique ? Nous ne le pensons pas. »

Ainsi ces deux maladies sont encore distinctes ; si elles coexistent quelquefois, c'est une pure coïncidence. L'auteur est d'ailleurs assez embarrassé un peu plus loin pour expliquer les lésions valvulaires cardiaques dont il est bien obligé d'admettre l'existence dans le rhumatisme chronique. Là encore simple coïncidence.

Notre statistique nous fournit 20 pour 100 de localisations cardiaques dans le rhumatisme chronique; ce n'est pas énorme, mais c'est déjà beaucoup, étant donné la façon

Crève-Cœur, *Pathogénie du rhumatisme chronique* (th. de Paris, 1890).

dont cette statistique a été établie. M. Crève-Cœur aurait peut-être bien de la peine à nous fournir une statistique de nerveux (tabes, paralysie agitans, syringomyélie, etc.) dans laquelle les coïncidences de localisations cardiaques arriveraient à 20 pour 100.

Nous allons nous occuper maintenant de ceux qui pensent que le rhumatisme articulaire aigu et le rhumatisme chronique appartiennent à la même famille.

Ils sont nombreux. La forme chronique succède à la forme aiguë, le rhumatisme subaigu leur sert de transition

Déjà en 1787, Cullen[1] avait émis cette idée: « Les limites entre le rhumatisme aigu et le rhumatisme chronique ne sont pas toujours fort sensibles. Tant que les douleurs changent facilement de place, qu'elles sont accompagnées de quelques degrés de pyrexie, de gonflement et surtout de rougeur des jointures, on peut considérer la maladie comme participant encore à la nature du rhumatisme aigu. Au contraire dans le rhumatisme chronique, il ne reste aucun degré de pyrexie, il n'y a pas de rougeur sur les articulations douloureuses. »

Tous les auteurs anciens: Cullen, Brown, Marquet, Giannini, etc., avaient remarqué que la médication antiphlogistique (saignée) fort en honneur contre le rhumatisme articulaire aigu provoquait par débilitation son passage à l'état chronique.

Broussais pense que les deux modes d'existence du rhumatisme ne dépendent que des constitutions indivi-

[1] Cullen, Du rhumatisme, chap. XII *(Traité de médecine,* 1787).

duelles. Tel individu sanguin contractera un rhumatisme chronique, tel autre lymphatique un rhumatisme aigu.

Guilbert parlant de la goutte asthénique primitive dit qu'elle est souvent observée chez les vieillards, les individus débilités, qu'elle semble souvent succéder aux affections rhumatismales et en conserver quelque apparence.

Pour Villeneuve, le rhumatisme chronique peut être la suite du rhumatisme articulaire aigu ou survenir spontanément.

Adams, qui a si bien étudié le rhumatisme chronique, dit que c'est une affection constitutionnelle mais d'origine rhumatismale, car elle est généralement précédée d'une attaque aiguë. C'est une inflammation.

Fernet dit que le rhumatisme aigu peut passer à l'état chronique, mais alors il perd la plupart de ses caractères.

Pour Grisolle « le rhumatisme chronique est une forme peut-être plus commune que la forme aiguë à laquelle elle succède presque toujours ».

Behier et Hardy se déclarent partisans de cette opinion « Dans les cas moins heureux les phénomènes aigus s'amendent, la fièvre disparaît, mais les articulations restent gonflées et douloureuses; la maladie se prolonge et passe à l'état chronique. »

Picot[1] considère que le rhumatisme articulaire aigu n'est que l'expression du processus rhumatismal constitutionnel; c'est souvent la première de ses manifestations, mais les récidives à marche aiguë ou chronique sont fréquentes.

[1] Picot, *Des grands processus morbides.*

« Il est extrêmement rare qu'un individu frappé une première fois par le rhumatisme articulaire aigu ne le soit pas une seconde ou une troisième fois, ou qu'il ne présente pas quelques-unes des manifestations chroniques.»

Bouillaud conclut à l'identité du rhumatisme noueux avec le rhumatisme ordinaire.

Homolle dit que le rhumatisme chronique offre un intérêt indiscutable parce qu'il se relie d'une façon manifeste dans bien des cas au rhumatisme articulaire aigu.

Vidal et Trastour affirment les rapports étroits qui relient entre elles ces deux formes du rhumatisme, mais personne n'est aussi explicite que Charcot :

« *Le rhumatisme chronique succède au rhumatisme articulaire aigu, comme la pneumonie chronique succède à la pneumonie aiguë.* » Ou encore : « Il ne s'agit pas de deux maladies foncièrement distinctes comme le veulent certains auteurs, mais seulement de deux manifestations différentes d'un seul et même état diathésique[1]. »

Cette idée se retrouve exprimée de différentes façons presque à toutes les pages.

Trousseau[2] dans ses *Cliniques* nous montre l'évolution qui s'est opérée dans son esprit. « Longtemps, dit-il, j'ai professé que le rhumatisme noueux n'était ni la goutte ni le rhumatisme. » Il maintient sa distinction pour ce qui regarde la goutte ; puis il ajoute : « Le rhumatisme noueux doit-il être rattaché à la diathèse rhumatismale ? A une autre époque je n'avais pas hésité à me prononcer pour la négative. Cependant la fièvre que l'on observe dans

[1] Charcot, *Leçons sur les maladies des vieillards*, œuvres complètes, t. VII.

[2] Trousseau, *Cliniques*, t. III.

quelques cas de rhumatisme noueux, l'acuité des douleurs et la généralisation de la maladie sur toutes les jointures de la main et du poignet ; cette forme aiguë du début à laquelle on assiste quelquefois et qui se termine par la forme chronique ; les manifestations aiguës qui ont lieu sur le cœur et la plèvre dans le cours de la forme chronique ne viennent-elles pas déposer en faveur de la diathèse rhumatismale.»

Trousseau est donc un converti, et son opinion n'en a que plus de valeur.

D'après Ranvier[1] qui a surtout étudié ces maladies au point de vue anatomo-pathologique : « Le rhumatisme aigu et le rhumatisme chronique ne sont pas des affections différentes, mais des variétés d'une même espèce morbide.»

Bucquoy[2] exprime le même avis : « Le rhumatisme articulaire aigu et le rhumatisme chronique font partie d'une même diathèse rhumatismale ; si la diathèse se manifeste de bonne heure, vous verrez survenir le rhumatisme articulaire aigu ; si au contraire ses manifestations sont tardives, c'est au rhumatisme chronique que vous aurez affaire.»

Bouchard décrit deux formes d'accidents chroniques : le rhumatisme noueux ou goutte asthénique primitive qui, pour lui, n'a aucun rapport avec le rhumatisme; puis le rhumatisme chronique proprement dit qui affirme ses rapports avec le rhumatisme articulaire aigu non seulement quand il lui succède, mais même quand il débute chroniquement d'emblée.

[1] Ranvier, Atlas d'anatomie pathologique, 1871, Lancereaux.
[2] Bucquoy, *Gaz. des Hôpitaux*, 1881.

« Certains rhumatismes articulaires chroniques ont une parenté bien évidente avec le rhumatisme articulaire aigu et cependant, à part la localisation sur les articulations, ils ne présentent dans leur histoire pathologique rien qui rappelle les caractères essentiels du rhumatisme aigu. Quand le rhumatisme chronique ne succède pas à l'aigu, quand il n'a même pas été précédé à une époque plus ou moins éloignée par une attaque de rhumatisme articulaire aigu, la parenté peut encore s'affirmer d'autre sorte. On voit quelquefois survenir au cours du rhumatisme chronique partiel des recrudescences aiguës, des attaques de polyarthrite aiguë qui n'intéressent pas exclusivement les jointures chroniquement affectées et qui semblent bien être de la nature du rhumatisme articulaire aigu. »

Cette observation de Bouchard est extrêmement précieuse et nous aurons bientôt l'occasion de voir que les choses se passent exactement de même dans de nombreux cas de polyarthrites déformantes généralisées à début chronique.

C'est là l'opinion de Strumpell; parlant des affections chroniques des articulations il dit : « Celles dont l'étiologie est la plus claire sont celles qui se développent immédiatement à la suite d'une ou de plusieurs attaques de rhumatisme articulaire aigu. Il est vraisemblable qu'un grand nombre d'arthropathies à allures primitivement chroniques ont la même origine étiologique que les arthrites aiguës, c'est-à-dire les mêmes ferments morbides. »

Dieulafoy fait précéder son chapitre sur les rhumatismes des lignes suivantes : « La classification des rhumatismes est purement artificielle. Les variétés de rhumatisme aigu et de rhumatisme chronique qui paraissent parfois distinctes, quand on s'adresse aux types extrêmes, ont entre elles de tels liens de parenté qu'il faut bien les ranger dans une même famille. »

Ainsi actuellement la grande majorité des savants admettent l'existence de rapports de cause à effet entre le rhumatisme articulaire aigu et le rhumatisme chronique.

Seulement tandis que les uns avec Charcot, Trousseau, etc., étendent ces rapports à toutes les formes de rhumatisme chronique, les autres avec Bouchard, Marie, etc., divisent les rhumatismes chroniques en deux catégories: L'une qui renferme les cas succédant au rhumatisme aigu, c'est le rhumatisme chronique infectieux; l'autre qui contient des cas chroniques d'emblée, sans aucun rapport avec la diathèse rhumatismale, c'est le rhumatisme diathésique (trophonévrose).

Cette dernière opinion paraît adoptée dans tous les classiques; c'est celle qui a été exprimée par MM. Teissier et Roque dans leur excellent et récent article sur le rhumatisme chronique.

L'examen de nos malades et de nos observations n'a fait que nous confirmer la fréquence des relations de cause à effet du rhumatisme aigu au rhumatisme chronique. Chez 34 de nos malades, c'est-à-dire dans 55 pour 100 des cas nous avons retrouvé des accidents aigus ou subaigus au début de la maladie. Il y a donc là plus qu'une simple coïncidence et nous n'hésitons pas à ranger tous ces cas dans la classe des manifestations rhumatismales ou pseudo-rhumatismales.

Une de nos observations en particulier montre bien l'influence des fluxions articulaires aiguës sur les déformations chroniques. C'est l'observation XXXIII. Elle a trait à un homme de soixante-six ans, teinturier, entré à l'Hospice du Perron pour du rhumatisme chronique déformant. Cet homme raconte que, après les grandes inondations de 1856, il fut employé par son patron avec deux autres de ses camarades à vider et à nettoyer la cave de la teinturerie envahie par l'eau et la vase. Au bout de huit jours, ces trois hommes étaient atteints d'une poussée aiguë de rhumatisme polyarticulaire.

Trois mois après, notre malade commençait à avoir des déformations dans les doigts. Un autre de ses camarades a fait comme lui du rhumatisme chronique déformant. Quant au troisième, il l'a perdu de vue et ne sait ce qu'il est devenu.

Voilà une observation très intéressante qui non seulement montre les rapports étroits qui existent entre les formes aiguës et chroniques, mais encore tend à confirmer puissamment l'origine infectieuse de ces dernières.

Nous modifierons donc ainsi la formule de Charcot, Bouillaud, Chomel et Trousseau :

Les rhumatismes articulaires aigus et les rhumatismes chroniques déformants sont des maladies de la même famille. Les seconds succèdent le plus souvent aux premiers ; dans quelques cas leur début est chronique d'emblée, les rhumatismes subaigus leur servent de point de transition.

CHAPITRE II

Du rhumatisme chronique précédé de manifestations aiguës (infectieux) et du rhumatisme chronique d'emblée (diathésique). — Parallèle. — Différences et ressemblances.

Nous avons établi dans le chapitre précédent que l'immense majorité des pathologistes admettent l'existence d'une forme de rhumatisme chronique déformant, qui succède aux formes aiguës du rhumatisme articulaire. C'est la forme dite infectieuse. Mais nous avons vu aussi qu'à côté de cette forme un certain nombre d'auteurs en distinguent une autre à début chronique d'emblée, à marche progressive, qui serait une affection diathésique sans aucun lien de parenté avec les rhumatismes articulaires aigus (forme nerveuse).

Nous allons maintenant étudier parallèlement ces deux formes et voir quelle distinction il y a lieu d'établir entre elles.

Les principaux caractères sur lesquels on s'est basé pour différencier la forme infectieuse de la forme diathésique sont tirés surtout du mode de début aigu ou chronique ; de la marche progressive ou par poussées; de l'âge auquel apparaissent les premiers symptômes ; de la présence ou de l'absence des cardiopathies; enfin de la terminaison, l'une pouvant s'améliorer, l'autre aboutissant à une impotence définitive, à l'infirmité.

Il n'est pas rare que des cas rangés sous la rubrique de rhumatisme chronique primitif aient été précédés d'accidents aigus qui ont passé inaperçus dans l'interrogatoire du malade.

« Le plus souvent, dit Trousseau, la maladie se montre d'emblée à l'état chronique. Cependant si vous interrogez les malades avec soin, vous apprendrez qu'à une époque antérieure ils ont présenté les symptômes du rhumatisme articulaire, subaigu ou aigu. »

Cette remarque est fort juste, et nous l'avons vérifié par nous-mêmes. Tels de nos malades (obs. XLIII, par exemple) qui nous étaient présentés par l'observation comme atteints de rhumatisme à début chronique d'emblée avaient eu cependant d'une façon absolument certaine du rhumatisme articulaire aigu. Il ne faut pas oublier que ces malades sont le plus souvent des vieillards ; que leur mémoire leur fait un peu défaut ; qu'ils répondent difficilement aux questions qu'on leur pose ; qu'un interrogatoire prolongé les ennuie, et qu'ils répondent souvent par un oui ou par un non, uniquement pour se débarrasser. Il faut donc les interroger patiemment et à plusieurs reprises pour arriver à connaître entièrement leur histoire pathologique.

D'après la statistique que nous avons dressée, les débuts aigus ou subaigus sont plus fréquents que les débuts chroniques, dans la proportion de 55 à 45 pour 100. Les deux formes existent dans une même famille, et une mère ayant eu par exemple du rhumatisme chronique avec début chronique, peut voir survenir chez ses enfants la même forme ou la forme à début aigu. L'inverse peut aussi se rencontrer.

Dans notre observation XIII, l'oncle du malade avait eu un rhumatisme chronique déformant dont la nature du début n'est pas indiquée. Cet homme lui-même eut un rhumatisme déformant à début aigu ; son frère, de même, en eut un à début aigu ; sa sœur, au contraire, eut un rhumatisme déformant à début chronique d'emblée.

Voilà donc un premier rapprochement entre ces deux modes de début qui ne paraissent guère appartenir ici à deux maladies différentes. On a dit aussi que ces deux formes de rhumatisme avaient une marche bien distincte. Que dans celles qui succèdent aux poussées aiguës du rhumatisme les lésions restent localisées aux jointures primitivement atteintes, qu'elles ont moins de tendance à se généraliser, qu'elles évoluent par poussées successives jusqu'à déformation de l'article. Dans la forme primitive ou chronique d'emblée, au contraire, l'affection marcherait progressivement vers la généralisation lentement, d'une façon continue, sans poussées intermittentes, et aboutirait en définitive à l'infirmité.

Nous pouvons dire, d'après nos observations, que les choses ne se passent pas aussi schématiquement que cela. Déjà quelques auteurs avaient signalé des accidents aigus survenant à une période avancée dans le cours du rhumatisme chronique primitif.

Villeneuve en 1821, dans son *Traité du rhumatisme*, dit qu'il a vu parfois des rhumatismes chroniques passer à l'état aigu. Hardy et Béhier font la même remarque : « Dans certains cas, un véritable état aigu peut venir s'ajouter à la maladie chronique. » Nous avons noté plusieurs fois des faits semblables, entre autres, dans nos observations XII et XIV qui ont eu un début franchement chronique et qui, bien tard dans le cours de leur évolution, ont présenté des poussées aiguës avec douleur, rougeur et gonflement.

Quant aux poussées subaiguës, elles sont extrêmement fréquentes, elles se produisent à l'occasion d'une fatigue, d'un surmenage, d'un changement de temps ; nous les les avons retrouvées chez presque tous nos rhumatisants à début chronique primitif.

En somme, il nous a semblé que dans bien des cas les deux formes évoluaient sensiblement de la même façon.

Peut-être, dans lès formes aiguës, la marche est-elle un peu plus rapide, les contractures et les déviations plus précoces grâce à un processus local plus actif; tandis que, dans la forme primitive, l'évolution serait à la fois un peu plus lente et plus torpide pour aboutir en définitive aux mêmes déformations. Mais il n'y a rien de constant.

Aboutissent-elles à des types bien distincts par la gravité des déformations ou des troubles fonctionnels ? Non plus. Les formes paraissent plus ou moins graves suivant leur intensité ou suivant le degré de résistance du malade et cela indépendamment du mode de début primitif ou secondaire. Tout dépend des cas que l'on observe. Et cela est si vrai que d'après des auteurs également compétents ce serait : pour les uns la forme primitive qui aboutirait aux conséquences les plus déplorables, tandis que, pour les autres, la forme secondaire seule conduirait à une véritable infirmité.

MM. Teissier et Roque par exemple, parlant des formes secondaires au rhumatisme aigu, disent qu'elles sont

« moins tenaces, moins longues, elles ont tendance à guérir, peuvent être influencées par le traitement ». Tandis que la forme primitive est fatalement progressive.

D'après Marie, au contraire, le rhumatisme primitif ou diathésique « même quand les déformations sont prononcées, ne donne jamais une impotence aussi absolue ».

Les deux opinions sont également vraies, car nous estimons que dans l'une et l'autre forme on voit se produire la généralisation complète avec déformations aboutissant à l'impotence absolue.

Parmi ceux de nos malades qui, à l'heure actuelle, présentent des localisations articulaires absolument généralisées (les uns immobilisés au lit par les ankyloses et les douleurs; les autres arrivant à grand'peine à faire quelques mouvements peu étendus), 10 rentrent dans la catégorie du rhumatisme chronique primitif, 12 ont une forme secondaire à des accidents aigus ou subaigus.

Nous irons même plus loin et ajouterons que ces malades arrivés à la période d'état de leur affection finissent par tellement se ressembler cliniquement qu'on peut défier le praticien le plus exercé de désigner *a priori* et sans interrogatoire préalable ceux d'entre eux qui ont une forme primitive ou secondaire.

Dans le cas où la maladie évolue vers la guérison ou l'amélioration, les choses se passent exactement de la même façon. Ainsi sur quatre observations dans lesquelles la guérison a été absolument complète; deux appartiennent à la forme primitive (observ. LII et LIII); deux à la forme secondaire (observ. L et LI).

L'âge auquel apparaissent les premiers symptômes ne

confirme pas non plus cette donnée des auteurs d'après laquelle la forme infectieuse ou secondaire serait une forme juvénile tandis que la forme primitive ne débuterait que vers quarante-cinq ou cinquante ans. Chacune d'elles peut se montrer à tout âge. Voici les chiffres extrêmes que nous fournissent nos observations :

1° Début aigu : à 40 ans 3 cas ; à 42 ans 1 cas ; à 43 ans 1 cas ; à 49 ans 1 cas ; à 51 ans 1 cas ; à 55 ans 1 cas ; à 59 ans 1 cas. En tout 9 cas après 40 ans ;

2° Début chronique primitif : à 16 ans 1 cas ; à 18 ans 3 cas ; à 19 ans 1 cas ; à 20 ans 1 cas ; à 21 ans 1 cas ; à 22 ans 2 cas ; à 24 ans 1 cas. En tout 10 cas avant 25 ans.

Mais c'est surtout dans l'existence ou l'absence de cardiopathies concomitantes qu'on espère trouver une sorte de pierre de touche permettant non seulement de distinguer les deux formes mais encore d'affirmer qu'elles sont de nature différente. L'une étant d'essence rhumatismale et pouvant se compliquer d'affections cardiaques, l'autre n'ayant aucun rapport avec le ou les rhumatismes et ne comportant dans aucun cas l'existence d'une cardiopathie.

On sait que pendant longtemps tous les auteurs nièrent énergiquement la participation de l'endocarde et du péricarde au processus du rhumatisme chronique.

Les premières affirmations de Charcot à ce sujet furent accueillies avec incrédulité ; les constatations nécropsiques de Cornil le furent ensuite avec méfiance ; quant aux conclusions que les auteurs en tiraient au sujet de la nature du rhumatisme chronique, elles soulevèrent un tolle général.

Cependant les faits devenaient de plus en plus nombreux, et à mesure qu'on se faisait à l'idée des rapports de certaines formes de rhumatisme chronique avec le rhumatisme articulaire aigu on admettait aussi la possibilité d'une complication endocarditique.

On citait les observations de Romberg (lésion mitrale), de Todd ; deux observations de Charcot et Trastour ; celle de Beau (rétrécissement aortique) ; d'Ollivier (lésion aortique). Mais dans tous ces cas on avait noté l'existence d'accidents aigus du rhumatisme.

Bientôt Charcot affirmait que, dans le cours des trois dernières années, il avait rencontré cinq fois, à l'autopsie de rhumatismes constamment chroniques, des traces évidentes d'endocardite, tantôt sur les valvules aortiques, tantôt sur les valvules auriculo-ventriculaires.

La péricardite était encore plus fréquente, car dans le cours d'une seule année seulement, sur neuf autopsies de rhumatisme chronique, Charcot avait trouvé quatre fois des péricardites.

L'année suivante, Cornil présentait à la Société de Biologie deux nouvelles autopsies de rhumatisme chronique avec péricardite.

Malgré cela, on n'acceptait que sous réserves les complications cardiaques du rhumatisme chronique dans la forme dite primitive; ce qui faisait dire à Jaccoud : « Les lésions valvulaires sont exceptionnelles dans la forme primitive du rhumatisme chronique; on signale cependant la péricardite, l'athérome de l'aorte (Charcot), l'hypertrophie du cœur (Cornil) ; mais, dans la forme secondaire, les lésions valvulaires sont communes puisqu'elles succèdent au rhumatisme articulaire aigu. »

Les observations publiées dans des thèses récentes sur

le rhumatisme chronique à début aigu mettent bien ce fait en évidence.

Delarrat, sur 5 observations inédites, dont 4 personnelles et 1 de Labbé, trouve :

1 cas d'isuffisance mitrale, confirmé à l'autopsie ;

1 cas d'insuffisance mitrale, insuffisance et rétrécissement aortique.

En tout, 2 cas de cardiopathies.

Mlle Selacowitsch, sur 9 observations, trouve 4 cas de cardiopathies, savoir :

1 cas de rétrécissement mitral et aortique ;

1 cas d'insuffisance et rétrécissement mitral ;

1 cas de souffle diastolique de la base. Insuffisance aortique;

1 cas d'insuffisance mitrale et traces d'ancienne péricardite.

Ces accidents sont peut-être plus rares dans les cas de rhumatisme primitif chronique d'emblée, mais ils existent cependant en dehors de toute manifestation aiguë du rhumatisme, fait qui n'est pas sans valeur au point de vue de l'étiologie (Strümpell).

Examinons aussi là-dessus quelques statistiques :

La thèse de Vergely contient 7 observations de rhumatisme chronique qui, toutes, appartiennent au type primitif ; il y a 2 cas de cardiopathies dont :

1 cas d'insuffisance mitrale ;

1 cas de péricardite, symphyse partielle et légère insuffisance des valvules aortiques qui présentent quelques points ossifiés sur le bord externe.

2 cas sur 7, ce qui donne 28 pour 100.

La statistique de Vulpian tirée des observations publiées dans ses cliniques de la Charité est extrêmement intéressante. Elle porte sur des cas de rhumatisme aigu ; de rhumatisme subaigu et de rhumatisme chronique.

Parmi ses 8 observations de rhumatisme aigu, on trouve 2 cas de cardiopathies, encore l'un d'eux se rapporte-t-il à un rhumatisme blennorragique.

Sur 4 observations de rhumatisme subaigu, 2 cas d'endocardite, soit 50 0/0.

Ses cas de rhumatismes chroniques comportent 5 observations toutes à début franchement chronique, sauf une qui a peut-être presenté un accident subaigu, mais pas de cardiopathie.

Sur les 4 obervations restantes, 3 cas d'endocardites, dont 2 insuffisances mitrales et 1 rétrécissement mitral.

Toutes ces statistiques sont évidemment très favorables à la coexistence des affections cardiaques dans les rhumatismes chroniques primitifs et secondaires. On peut cependant leur faire de sérieuses objections. Elles portent sur un très petit nombre de cas ; on peut dire qu'elles ont été choisies pour les besoins de la cause et qu'on a rejeté les observations qui n'étaient pas favorables ; on peut dire encore que les auteurs sont tombés sur une série heureuse qui ne correspond pas à une moyenne habituelle des faits.

Notre statistique personnelle est, croyons-nous, à l'abri de tous ces reproches. Elle porte sur un grand nombre de cas (62 observations) et ceux-ci n'ont pas été choisis. Nous avons pris indistinctement tous les cas de rhumatisme chronique déformant que nous avons pu rencontrer dans les différents hôpitaux de Lyon.

Cette statistique est peut-être moins favorable au point

de vue de la fréquence des complications cardiaques ; elle est cependant intéressante puisqu'elle atteint le chiffre de 20 pour 100 et elle est à coup sûr très rigoureuse.

Nous n'avons admis comme cardiopathies que trois ordres de faits : les lésions aortiques, les lésions mitrales, les péricardites.

Nous avons impitoyablement rejeté les lésions du cœur droit qui peuvent provenir d'une dilatation mécanique ; les hypertrophies sans lésions valvulaires, les bruits de galop et tous les cas douteux.

Nous avons éliminé un cas douteux de péricardite. Ce malade aurait été soigné autrefois par M. le professeur Teissier, qui lui aurait dit qu'il avait une péricardite en même temps que ses fluxions articulaires. Comme le fait n'est pas mentionné sur l'observation, qu'on ne retrouve pas de signes, qu'il faudrait s'en rapporter au dire du malade, on l'élimine.

Nous supprimons encore un cas d'insuffisance et rétrécissement mitral constaté en 1893 avec tous les signes mentionnés dans l'observation (frémissement présystolique, souffle systolique propagé à l'aisselle, dédoublement du 2e bruit). Mais nous avons revu la malade en 1897 et avons constaté que tous ces signes avaient disparu, il subsiste seulement un peu d'hypertrophie du cœur.

Enfin nous avons éliminé 9 autres observations où sont signalés des souffles divers sans explication suffisante et sans diagnostic ferme de lésion valvulaire.

Malgré toutes ces radiations, nous arrivons à un total de 13 cas de cardiopathies, soit 20,9 pour 100, ainsi répartis :

Aortiques 4
Mitraux. 6
Péricardites 3

Parmi ces 13 cas, 7 appartiennent à des rhumatismes chroniques secondaires, soit 20,5 pour 100 pour 34 observations, dont :

Aortiques 3
Mitraux. 3
Péricardites 1

6 appartiennent à des rhumatismes chroniques primitifs sans accidents aigus, soit 21 pour 100 pour 28 observations, dont :

Aortiques 1
Mitraux. 3
Péricardites 2

La proportion de cardiopathies est donc bien voisine dans les deux formes de rhumatisme : 20,5 pour 100 dans un cas et 21 pour 100 dans l'autre.

Les choses se passent à peu près de la même façon dans le rhumatisme noueux chez les enfants.

Lacaze-Dori, sur 5 observations, cite 1 cas de cardiopathie et conclut à la nature rhumatismale de l'affection.

Pélissié donne dans sa statistique 1 cas de lésion valvulaire sur 6 observations.

Diamantberger admet que les complications cardiaques sont loin d'être rares dans le rhumatisme noueux des enfants.

Cery reprend les observations de ses devanciers et n'ajoute qu'une seule observation personnelle sans localisation cardiaque.

Enfin, Amelin, dans une thèse récente sur la maladie de Landré-Beauvais chez l'enfant, cite 3 observations, dont :

1 cas de souffle systolique à l'aorte ;

1 cas d'insuffisance mitrale.

Une autre complication qui, avec les cardiopathies, contribue à établir la nature rhumatismale du rhumatisme noueux déformant, ce sont les accidents réunis sous le nom de rhumatisme cérébral. Ces accidents sont déjà rares dans le cours du rhumatisme articulaire aigu ; ils ont été retrouvés néanmoins dans le cours du rhumatisme chronique.

Nous n'en avons pas d'observation personnelle, mais nous en avons trouvé quelques-unes dans la littérature médicale. Ce sont d'abord les observations de Vidal dans sa thèse sur le rhumatisme chronique primitif en 1855 ; puis celles de Fuller [1] en 1860 (7 observations de rhumatisme cérébral au cours du rhumatisme chronique).

Ces faits sont cités par Besnier dans son article du *Dictionnaire de Dechambre*. Nous n'avons pu nous procurer les textes originaux.

La seule observation que nous ayons vue est celle de Pitres et Vallard.

Il s'agit d'un homme de cinquante ans, dont le père était atteint de rhumatisme chronique, et qui lui-même eut, à vingt-huit ans, un début franchement chronique. Son rhu-

[1] Fuller, *On rheumatic, rheumatic gout and sciatica*, London, 1860 .

matisme envahit progressivement toutes les articulations. Troubles trophiques. Desquamation icthyosiforme de la peau des jambes et des pieds, atrophie musculaire, dystrophie et chute spontanée des ongles des orteils. De temps en temps, poussées successives avec douleurs très aiguës.

En février 1886, exacerbation articulaire, puis symptômes de rhumatisme cérébral. Délire violent, hallucinations, mort.

Voilà donc encore un cas de rhumatisme chronique primitif qui a évolué par poussées successives et qui s'est terminé par des accidents de rhumatisme cérébral.

Tous ces faits engagent évidemment à faire un rapprochement entre la forme primitive et la forme secondaire du rhumatisme chronique. Il semble que les différences soient moins tranchées qu'on ne l'a affirmé jusqu'à présent et que la seule distinction vraiment persistante entre les deux reste le mode de début.

MM. Teissier et Roque, parlant du rhumatisme chronique d'origine rhumatismale, s'expriment ainsi :

« C'est seulement la coexistence du rhumatisme articulaire aigu qui permet de comprendre la nature de ces manifestations morbides, de ne pas les confondre avec les trophonévroses et de prévoir aussi les complications différentes qui devront les terminer, le traitement qu'on pourra leur opposer. »

Nous venons de voir que la marche de l'affection était sensiblement la même dans les deux formes, qu'elles aboutissaient au même résultat fonctionnel, qu'elles se compliquaient de cardiopathies avec une égale fréquence. D'autres complications pourraient-elles établir une distinction ? On a dit, par exemple, que la forme primitive diathésique se compliquait plutôt de diabète, d'obésité, d'asthme, d'artério-sclérose avec néphrite chronique ; ou encore qu'elle se terminait par la tuberculose pulmonaire.

Or, voici ce que nous avons observé chez nos malades :

La tuberculose est rare comme complication du rhumatisme chronique, c'est-à-dire la tuberculose tardive, de beaucoup postérieure aux localisations articulaires. Nous ne l'avons observée qu'une fois sur nos 62 observations (observ. LVII). La tuberculose primitive est, au contraire, assez fréquente. Mais alors elle joue un rôle pathogénique de premier ordre dans la genèse des accidents articulaires. Nous verrons tout à l'heure, en traitant des pseudo-rhumatismes, qu'il existe un groupe important de polyarthrites tuberculeuses à forme rhumatismale qu'il est très utile et très intéressant de connaître.

L'obésité est notée deux fois dans nos observations IV et VIII et toutes deux se rapportent à des formes aiguës.

Enfin l'examen des urines a été fait dans 40 observations ; on n'a jamais rencontré de sucre.

L'albumine a été notée douze fois et, parmi ces observations, huit concernant des rhumatismes à début aigu et quatre des cas à début chronique.

Là encore les résultats ne concordent pas avec les données classiques.

L'iritis est aussi une complication qui est considérée comme essentiellement rhumatismale ; or, sur nos soixante-deux malades, un seul a présenté cette complication (obs. XXV). Cet homme atteint d'iritis double présente un rhumatisme déformant à début franchement chronique, n'a jamais eu d'accès aigus de rhumatisme, il est exempt de syphilis.

P. Marie prétend trouver dans l'état des téguments un signe différentiel. Quand la peau est mince, tendue, luisante, il s'agit de la forme infectieuse; dans la forme arthritique, la peau est épaisse, de couleur ordinaire, sans desquamation.

Nous avons trouvé de nombreuses exceptions à cette règle. Ainsi, chez les malades des observations XIX, LX et LXII, qui ont eu un début chronique sans poussées aiguës, la peau était au dernier point mince, tendue et luisante, même ulcérée dans un cas, tandis que chez les malades des observations VIII, X et XLII, qui tous ont eu un début franchement aigu et par conséquent rentrent dans la forme infectieuse, la peau était plutôt épaissie.

Enfin, on n'est pas d'accord non plus quand il s'agit d'assigner à une forme quelconque une place définitive dans la classification.

Prenons, par exemple, le rhumatisme partiel. Pour certains auteurs, c'est dans la trophonévrose qu'il faut le ranger. C'est à cette opinion que se rattachent MM. Teissier et Roque. Pour d'autres, et en particulier, pour Bouchard le rhumatisme partiel est essentiellement rhumatismal.

Tout cela dépend des cas que l'on a observés personnellement.

En résumé, il ne nous paraît pas exister de caractère distinctif constant et indiscutable entre les deux formes de rhumatisme infectieux et diathésique qu'on a tenté de séparer. Elles ont un air de parenté indiscutable; elles aboutissent aux mêmes déformations articulaires, aux mêmes atrophies musculaires, aux mêmes troubles trophiques, aux mêmes complications elles se ressemblent comme deux sœurs.

CHAPITRE III

Des pseudo-rhumatismes infectieux aigus et chroniques. Rhumatisme et infection.

C'est à Bouchard que revient l'honneur d'avoir distrait du rhumatisme, sous le nom de pseudo-rhumatismes infectieux, toute une série de manifestations articulaires qui se rencontrent dans le cours ou la convalescence des maladies infectieuses. Il a, le premier, montré comment une maladie infectieuse générale peut présenter des localisations secondaires dans les articles mettant ainsi en présence ces deux faits : l'infection et le syndrome articulaire.

Ces idées furent exposées dans la thèse inaugurale d'un de ses élèves Bourcy. Elles furent ensuite admises par Lapersonne dans sa thèse d'agrégation. Marfan et, plus récemment, Mauclaire ont résumé l'état actuel de la question.

Ces pseudo-rhumatismes infectieux, d'abord restreints à la blennorragie qui fut le point de départ des travaux effectués dans ce sens, virent leur cadre rapidement élargi.

On en décrivit dans la pneumonie (Ménétrier et Polguère. Juvigny) ; la scarlatine, la rubéole, la variole (Lyonnet et Levrat. Pradel), la varicelle (Bokai, Perret,

Charrin, Carrel), l'érysipèle (Richardière), l'érythème polymorphe, les oreillons, la maladie pyocyanique (Charrin), la syphilis, la dysenterie (Sydenham, Trousseau, Thomas, Starck, Cathala), la fièvre typhoïde, le choléra, (cas de Poulet, Val-de-Grâce) ; la diphtérie (Lyonnet), la méningite cérébro-spinale (Jaccoud), l'impaludisme (Réjou), la morve, le charbon (Bollinger). A. Robin décrivit le pseudo-rhumatisme de surmenage, etc.

Ces arthropathies étaient souvent multiples et se rapprochaient plus ou moins du rhumatisme vrai. Elles en différaient cependant par leur étiologie bien nette, par une plus grande fixité des localisations articulaires, par leur résistance au traitement spécifique (salicylate et antipyrine); par l'absence des récidives et, dans quelques cas, par leur tendance à la suppuration.

Plus tard, on vit que des récidives pouvaient se produire, et cela à l'occasion d'une infection nouvelle; une arthrite blennorragique guérie par exemple, pouvait reparaître à la suite d'une nouvelle poussée gonnorrhéique de l'urètre. Ces arthrites pouvaient se généraliser, se prolonger, résister à tout traitement et on assistait peu à peu à leur passage à la chronicité. Voilà donc un pseudo-rhumatisme chronique infectieux réalisé.

Charcot et Lorrain avaient bien déjà cité l'érysipèle comme cause possible de rhumatisme chronique progressif, mais personne n'y avait attaché d'importance. Le terme de maladie infectieuse était peu connu, et on n'avait jamais eu l'idée d'examiner le rôle qu'une telle maladie aurait pu jouer dans la production de manifestations articulaires chroniques.

C'est cependant une question d'un grand intérêt et qui

demanderait une étude approfondie que de savoir la part qui revient aux soi-disants pseudo-rhumatismes dans l'étiologie du rhumatisme chronique déformant.

Cette étude n'est encore qu'ébauchée, les premières observations datent de quelques années à peine, et cependant on peut dire qu'on connaît déjà deux types de pseudo-rhumatisme chronique infectieux :

Le type blennorragique,

Le type scarlatin.

Nous y ajouterons le type tuberculeux.

D'autres seront sans doute tirés du chaos des arthropathies déformantes et leur individualité étiologique reconnue pourra éclairer d'un jour tout nouveau et bien instructif la pathologie générale du rhumatisme.

Jusqu'à présent, on ne connaît dans ces formes de pseudo-rhumatisme que celles qui succèdent à un ou plusieurs accidents aigus ou subaigus. On n'a pas observé de pseudo-rhumastisme d'emblée chronique, évoluant progressivement ou par poussées, tout comme le rhumatisme noueux, et dont l'étiologie puisse être rapportée à une blennorragie, à une scarlatine, à un érysipèle ou toute autre maladie infectieuse. Cela ne veut pas dire que de tels faits n'existent pas. On n'a pas eu l'idée de les rechercher.

En général, quand on examine un malade atteint de rhumatisme chronique déformant ; on s'inquiète de savoir quels sont ses antécédents nerveux ou rhumatismaux, sans attacher assez d'importance aux maladies infectieuses survenues dans le cours de sa vie pathologique, alors qu'on signale longuement l'influence de l'humidité, du froid, du surmenage et des privations. Le facteur infectieux n'est peut-être pas aussi négligable qu'on pourrait le croire au premier abord. Ce serait à chercher.

Ce que nous savons d'une façon sûre, c'est que les accidents aigus de certains pseudo-rhumatismes infectieux peuvent devenir chroniques et donner lieu à un syndrome en tous points comparable au rhumatisme chronique progressif ou noueux.

Forme blennorragique. — Ce sont surtout les malades qui ont eu quatre, cinq ou six blennorragies successives avec poussées articulaires multiples qui aboutissent aux déformations chroniques dont nous parlons.

Le malade de Huguenard[1] avait eu cinq blennorragies; sa première arthrite datait de la troisième. Il présenta des déformations caractéristiques des mains et des pieds. Les doigts présentaient des renflements, des bourrelets au niveau des articulations donnant tout à fait l'aspect des mains de vieux rhumatisants.

Garrod dit avoir vu plusieurs fois l'arthrite rhumatoïde se développer à la suite et peut-être sous l'influence du rhumatisme blennorragique.

On retrouve cette opinion exprimée par plusieurs anciens auteurs; et telles observations de rhumatisme dans lesquelles on trouve signalées une ou plusieurs blennorragies sans commentaires, pourraient bien rentrer dans cette catégorie.

Le travail d'ensemble le plus récent sur ce sujet paraît être la thèse de Do Amaral (1891). L'auteur distingue quatre formes différentes de rhumatisme blennorragique.

[1] Huguenard, *Recueil de Mém. de méd. milit.*, 1879.

1° Forme poly-articulaire subaiguë légère.

2° Forme mono-articulaire.

3° Forme mixte avec synovite.

4° Forme de polyarthrite déformante progressive, pseudo-noueuse simulant le rhumatisme goutteux et réalisant des infirmités souvent incurables.

Cette variété ne s'établit pas d'emblée chez un sujet ; elle succède d'habitude à des attaques plus bénignes.

Le rhumatisme blennorragique s'attaque de préférence aux grandes articulations plutôt qu'aux petites, ces dernières ne sont prises qu'en dernier lieu.

Nous avons eu cependant l'occasion d'observer, il y a deux mois, à l'Antiquaille dans le service de M. le professeur Gailleton, un jeune homme de 19 ans qui, dès sa première blennorragie, a eu des manifestations articulaires multiples, même dans les petites articulations des doigts.

Voici son observation résumée :

Joseph M..., dix-neuf ans, maréchal-ferrant. Aucun antécédent rhumatismal héréditaire ou personnel. S'est toujours bien porté. Blennorragie vers le 1er octobre 1896. Trois semaines après le début de l'écoulement, gonflement très douloureux survenu brusquement pendant la nuit dans la tibio-tarsienne gauche.

Huit jours après, nouvelles localisations dans les petites articulations des doigts. D'abord dans la phalango-phalangienne du médius gauche, puis dans l'articulation similaire de l'index droit, ainsi que l'articulation métacarpo-phalangienne du même doigt. En dernier lieu, les articulations carpiennes et radio-carpienne du côté gauche.

Actuellement, janvier 1897, il persiste du gonflement de toutes ces articulations, surtout de l'index droit, avec quelques craquements, mouvements douloureux et limités, surtout la flexion.

Tendance à l'amélioration.

Voilà donc un malade qui, à sa première blennorragie, présente des arthropathies multiples intéressant même les petites articulations et qui persistent depuis trois mois. Ce serait là un malade intéressant à suivre qui est déjà atteint assez sérieusement au point de vue fonctionnel et qui pourrait très bien faire du rhumatisme déformant poly-articulaire pour peu qu'il subisse une nouvelle infection blennorragique.

Ceci est un cas particulier, mais habituellement les choses ne se passent pas de la même façon. Voici, d'après Do Amaral, la marche schématique du pseudo-rhumatisme blennorragique déformant :

La 1re et la 2e blennorragies guérissent sans incidents, souvent d'une façon incomplète.

La 3e s'accompagne dans les grandes jointures de localisations qui guérissent.

Avec la 4e se produit le réveil du rhumatisme des grandes jointures avec des arthralgies plus ou moins intenses dans les petites articulations des mains et des pieds.

Enfin la 5e ou bien marquera définitivement l'entrée du malade dans la polyarthrite déformante chronique, ou bien laissera des déformations ostéo-fibreuses persistantes.

Cette forme, une fois établie, est susceptible d'entraîner des conséquences aussi graves, des altérations aussi persistantes et incurables du côté de l'appareil locomoteur que le rhumatisme chronique vrai. Elle s'accompagne comme lui d'atrophies musculaires localisées ou généralisées ainsi que de troubles trophiques divers du côté de la peau et des ongles.

L'auteur appuie ses conclusions sur douze observations dont sept personnelles, trois dues au professeur Fournier, une à M. Florand, une autre à M. Raymond *(Gaz. Méd. de Paris*, 3 janv. 1891).

Depuis, quelques autres observations ont été publiées par Jeanselme dans la *Presse Médicale* (1895), par Jacquet à la Société Médicale des Hôpitaux (1897). Mais ces auteurs, frappés par la prédominance des troubles trophiques (kératoses, dermite hyperkératosante), veulent étendre au pseudo-rhumatisme chronique blennorragique la théorie nerveuse du rhumatisme tropho-névrotique. Ils admettent l'origine sensitivo-réflexe des arthropathies, la blennoragie ne jouerait plus qu'un rôle de cause prédisposante.

Nous ne saurions les suivre dans cette voie. Il nous semble plus simple et plus naturel d'admettre que ce sont les troubles trophiques qui ont une origine sensitivo-réflexe secondaire aux localisations primitives des arthrites infectieuses. Nous reviendrons, dans un autre chapitre, sur ce point.

Forme scarlatineuse. — Passons maintenant à l'étude du pseudo-rhumatisme chronique progressif scarlatin. Cette forme a été établie surtout d'après les observations de MM. Richardière, Péron, Dauban.

Dans certains cas, les arthrites scarlatineuses, au lieu de se présenter avec leur aspect habituel et de rester localisées aux articles peuvent intéresser les extrémités osseuses. Les articulations malades paraissent alors atteintes des lésions du rhumatisme chronique osseux. Cette forme est rare, mais très grave ; elle occasionne des désordres articulaires qui peuvent persister sinon indéfiniment, du moins très longtemps et souvent elle se termine par ankylose.

D'après Richardière et Péron, cette forme de rhumatisme scarlatin est plus tardive que la forme habituelle; elle apparaît du trente-deuxième au trente-cinquième jour après le début de la scarlatine.

Le début se fait par des douleurs vagues avec légère élévation de température; pas de rougeur de la peau. Pendant les premiers jours existe une certaine mobilité, une articulation est prise, puis libérée, puis une autre, etc., pendant dix à douze jours. Ensuite les lésions deviennent fixes sur un certain nombre de jointures et y déterminent des altérations considérables. Les douleurs deviennent de plus en plus vives dans ces articulations, les muscles voisins s'atrophient très rapidement en quatre ou cinq jours. Les extrémités osseuses augmentent de volume ; il se produit des craquements, de l'impotence fonctionnelle et l'ankylose s'établit.

Dans quelques cas, il y a tendance à la guérison.

Les auteurs donnent deux observations dans lesquelles le début s'est fait par les grandes articulations ; les petites (phalango-phalangiennes) ont été prises ensuite, avec hypertrophie des extrémités articulaires et atrophie musculaire.

La forme osseuse du rhumatisme scarlatin est donc comparable à beaucoup de points de vue à la forme osseuse du rhumatisme blennorragique.

Dauban, dans sa thèse (1895), fournit deux nouvelles observations de rhumatisme chronique scarlatin, dont une personnelle, qui est la plus intéressante. Sa malade, à la suite d'une scarlatine grave à douze ans et demi, eut un rhumatisme scarlatin prolongé, laissant à sa suite des altérations considérables de l'annulaire et de l'auriculaire droits (forme osseuse).

Elle fit ensuite une polyarthrite chronique progressive, évoluant consécutivement par poussées successives et symétriquement.

A vingt-deux ans, la malade était très impotente avec des lésions et des déformations dans toutes les articulations des doigts et des poignets ; des craquements dans les coudes et les deux genoux. Elle présentait de l'atrophie musculaire de ses deux avant-bras, de l'exagération des réflexes du poignet.

La maladie continue à évoluer par poussées subaiguës douloureuses.

Cette évolution ressemble à celle de tous les rhumatismes chroniques déformants. Au point de vue pathogénique, l'auteur résume son opinion en disant que le rhumatisme noueux progressif est au rhumatisme scarlatin ce que sont les néphrites chroniques diffuses aux néphrites aiguës de la scarlatine.

Puis il ajoute : « Peut-être quand on connaîtra mieux la nature et le processus intime du rhumatisme articulaire aigu et subaigu, pourra-t-on chercher à expliquer par des raisons analogues, les cas de polyarthrite chronique progressive, consécutives à certaines formes de rhumatisme aigu et subaigu. »

Cette remarque est fort judicieuse, et il n'est pas sans intérêt de comparer les rapports, les modes de succession des formes aiguës et chroniques des pseudo-rhumatismes infectieux à celles du rhumatisme vrai. On peut tirer de là un argument de plus en faveur de la nature infectieuse du rhumatisme chronique.

Nous ne trouvons décrites encore que ces deux formes de pseudo-rhumatismes chroniques. Il peut cependant en exister d'autres.

Pendant notre semestre d'internat dans le service de M. le professeur Teissier, nous avons eu l'occasion d'observer une malade qui, à la suite d'une angine diphtérique, a présenté des arthropathies multiples avec lésions osseuses et déformations.

Cette malade, qui était absolument clouée au lit, présentait des arthropathies des deux genoux, avec gonflement des extrémités osseuses articulaires ; subluxation des tibias en arrière, déformation, immobilisation en demi-flexion. Elle accusait des douleurs arthralgiques très vives dans les coudes sans arthropathies vraies.

Enfin, elle présentait une arthrite chondro-sternale très douloureuse avec saillie, gonflement et rougeur locale. Ces arthrites étaient sujettes à des poussées subaiguës intermittentes.

La malade présentait en outre des troubles trophiques très accentués : œdèmes, hypertrophie des seins, veinosités superficielles. Il est juste d'ajouter qu'elle était très nerveuse. Rien aux articulations des doigts et des orteils.

Voilà donc une malade qui a fait des arthropathies chroniques déformantes d'origine diphtérique, et comme nous le faisait remarquer très judicieusement notre maître, M. Teissier, il eût été absolument impossible d'expliquer l'origine de ces accidents, si l'on n'avait pas connu d'une façon formelle la nature de l'angine que cette femme avait eue antérieurement.

Forme tuberculeuse. — Une autre forme dont nous avons eu l'occasion d'observer plusieurs exemples, et que nous n'avons trouvée décrite nulle part, c'est la polyarthrite tuberculeuse déformante ou *pseudo-rhumatisme chronique déformant tuberculeux.*

Cette forme, qui simule à l'examen superficiel un rhumatisme chronique ordinaire, se montre chez des tuberculeux ou des fils de tuberculeux.

La tuberculose paraît jusqu'à un certain point atténuée chez ces malades. Quand leurs poumons sont pris, ce qui n'est pas constant, les lésions tuberculeuses affectent de préférence la forme fibreuse à marche lente.

Parmi les articulations atteintes, on en trouve toujours quelques-unes, au moins deux, qui présentent l'aspect typique des tumeurs blanches : avec fongosité, crépitation à grains riziformes (synovite tuberculeuse), points douloureux à la pression. Les autres articulations atteintes ne présentent rien de particulier, elles gardent souvent le même aspect que dans le rhumatisme ordinaire, avec nouûres, ankyloses en demi-flexion, contractures, déviations sur le bord cubital.

Depuis seulement quelques jours que nous avons eu l'attention attirée là-dessus, nous en avons déjà rencontré quatre observations dans les services hospitaliers que nous avons parcourus. Nous sommes persuadé que cette forme doit être très fréquente. Son évolution est tout à fait semblable à celle des autres types. On y retrouve les mêmes poussées intermittentes, la même marche progressive, les mêmes localisations symétriques, les mêmes atrophies musculaires.

Lorsque nous avons parlé de ces cas à M. le professeur

Poncet, il nous à fait part alors, d'observations personnelles remontant à plusieurs années, de manifestations ostéo-articulaires, qu'il considérait comme étant très nettement de nature tuberculeuse, et qui cependant à un premier examen présentaient tous les caractères cliniques du rhumatisme articulaire chronique déformant. Il existe, pour M. Poncet, une forme de bacillose articulaire avec localisation possible sur toutes les articulations, mais paraissant au début, tout au moins, avoir pour siège d'élection, les articulations des poignets et des doigts, puis du cou-de-pied, genou, hanche, etc.

Ces ostéoarthrites sont essentiellement caractérisées par un gonflement plus ou moins considérable des articulations malades avec déformation progressive des extrémités osseuses articulaires ; d'où, à la longue, un certain degré de relâchement de l'article et de laxité anormale. Ces lésions évoluent sans tendance aux abcès, sans fongosités apparentes; avec des crises douloureuses plus ou moins vives, enfin des déformations qui simulent à s'y méprendre le rhumatisme déformant. Par l'exploration directe, on constate très nettement les diverses particularités que nous venons de signaler : distension de la capsule par des masses molles; usure, déformation des têtes articulaires qui, par les mouvements provoqués, donnent par frottement une crépitation spéciale (craquements), témoignant de l'usure et de la disparition des cartilages.

Chez plusieurs de ces malades, M. Poncet avait été fappé, dès le début, de l'analogie de ces lésions du côté des parties molles avec celles des synovites des gaines du poignet entre autres, englobées pendant si longtemps sous le nom de synovite chronique rhumatismale et dont la nature tuberculeuse est aujourd'hui complètement démontrée.

Il avait été non moins frappé par l'analogie des lésions osseuses des extrémités articulaires atteintes avec celles de la tête humérale dans l'affection connue depuis Volkmann, sous le nom de carie sèche de l'épaule.

Dans nombre de cas il porta donc le diagnostic d'ostéo-tuberculose articulaire sèche avec localisations sur un plus ou moins grand nombre d'articulations et simulant le rhumatisme chronique.

Ce diagnostic trouvait souvent en outre sa confirmation dans les antécédents héréditaires ou autres des malades, et c'est ainsi que chez une jeune fille, Mlle C. D... dont nous publions l'observation et la radiographie, il diagnostiqua, il y a une dizaine d'années, un rhumatisme bacillaire des articulations symétriques des doigts alors qu'il avait quelque temps auparavant opéré le frère et la sœur de cette jeune fille porteurs de lésions tuberculeuses suppurées.

Le processus en pareil cas, suivant M. Poncet, est tout à fait identique à celui de la carie sèche de l'épaule.

Il s'agit très probablement d'une bacillose atténuée à point de départ du côté des extrémités osseuses et peut-être de la synoviale. Dans tous les cas, lorsque les lésions remontent à un certain temps, on constate toujours de l'ostéo-arthrite qui paraît sèche et essentiellement caractérisée par une atrophie, une résorption des extrémités osseuses.

Au début, il paraît difficile d'établir un diagnostic différentiel entre ces manifestations de la bacillose et celles du rhumatisme chronique.

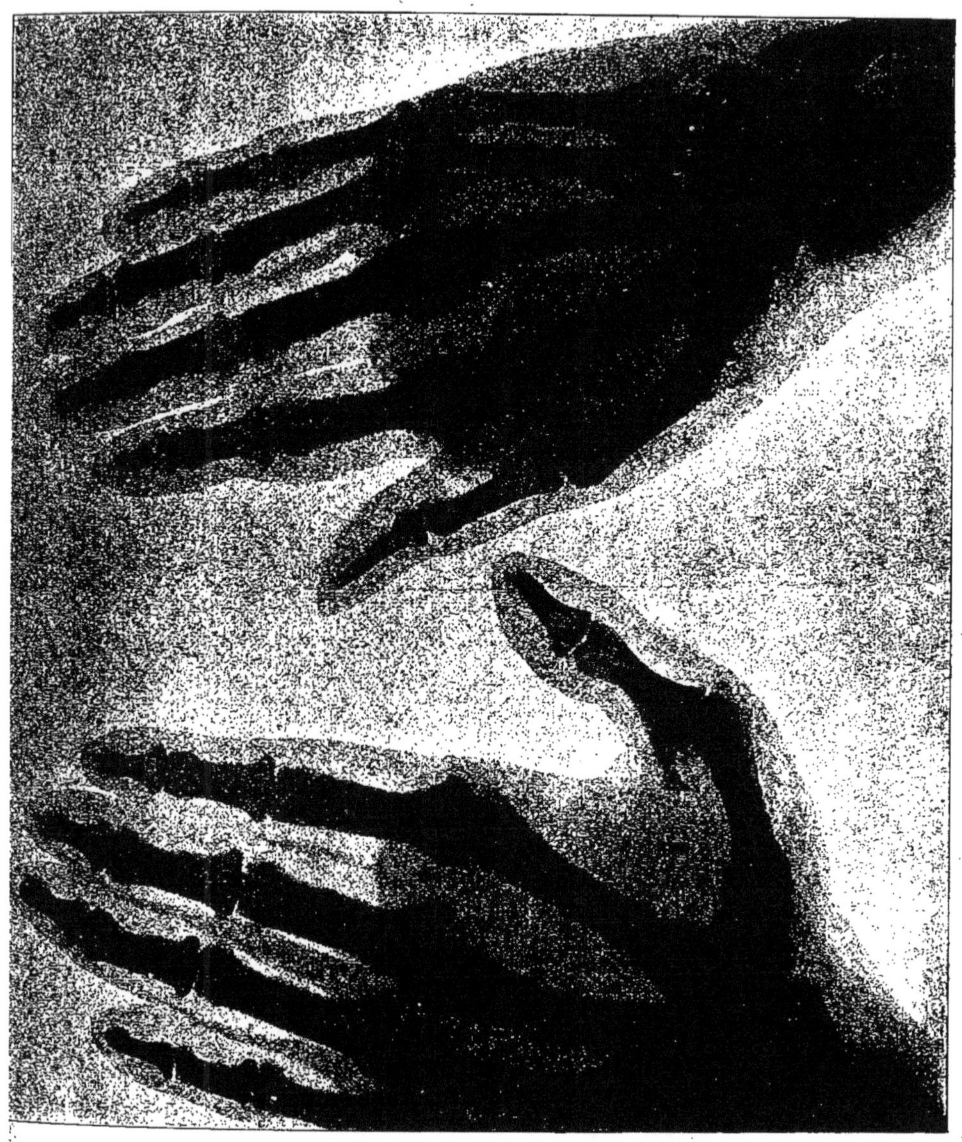

POLYARTHRITE DÉFORMANTE TUBERCULEUSE A FORME RHUMATISMALE

Arthrite du poignet et des articulations métacarpo-phalangiennes de l'index et du médius des deux côtés.

Il semble bien, cependant, qu'on doive d'emblée songer à la tuberculose, car d'après les observations de M. Poncet il s'agirait surtout d'enfants et de sujets jeunes, comme du reste pour la carie sèche de l'épaule [1].

Le seul fait susceptible de dérouter est la multiplicité des articulations atteintes. Mais nous n'en sommes plus aujourd'hui à considérer la tuberculose comme se localisant uniquement à une ou deux articulations par exemple et certainement si l'on cherche des faits dans le genre de ceux que nous publions, de polyarthrite tuberculeuse à forme rhumatismale, on les verra se multiplier.

Sous le terme générique de rhumatisme, on a en effet englobé toute une série de lésions ostéo-articulaires de pathogénies certainement différentes et les recherches microbiologiques modernes n'ont pu, jusqu'à ce jour, d'après M. Poncet, faire la lumière au milieu de ces divers processus.

Depuis longtemps la clinique lui a montré qu'entre le rhumatisme tel qu'on l'entend cliniquement et la tuberculose il existe de nombreux points de contact. Il lui a même semblé parfois que certaines formes de rhumatisme articulaire aigu n'étaient qu'une variété d'infection tuberculeuse. C'est ainsi qu'il a assisté plusieurs fois à l'évolution de tumeurs blanches, d'ostéo-arthrites tuberculeuses du genou, de la hanche etc., succédant à une arthrite aiguë du type rhumatismal concomitante à d'autres manifestations de rhumatisme articulaire aigu qui, elles, avaient complètement disparu.

[1] Les malades dont nous rapportons les observations ont été atteints respectivement à 15, 25, 37 et 38 ans. L'une d'elles est aujourd'hui âgée de cinquante-deux ans.

Il a vu également de tels sujets devenir plus tard des tuberculeux viscéraux et, dans cet ordre d'idées, une des observations qui l'ont le plus frappé est celle d'un jeune homme qui, après un rhumatisme articulaire aigu généralisé, présenta dans l'articulation du genou droit également atteinte tous les signes d'une tumeur blanche. M. le professeur Poncet pratiqua la résection du genou qui permit de constater encore la nature tuberculeuse des lésions et le malade guéri paraissait revenu à une santé parfaite lorsque, quinze mois après l'opération, il fut emporté par une méningite tuberculeuse.

Tous ces faits cadrent admirablement bien avec l'idée que nous nous faisons du rhumatisme vrai, de son autonomie fort discutable, et de ses rapports avec les pseudo-rhumatismes, question que nous allons aborder dans un instant. Ils nous montrent aussi d'une façon indiscutable qu'il existe une polyarthrite déformante tuberculeuse du type rhumatismal chronique.

L'examen radiographique des articulations atteintes nous montre une image un peu différente dans les articles qui présentent le masque de la tumeur blanche : les têtes osseuses paraissent comme échancrées latéralement ; toujours on rencontre la même raréfaction osseuse.

Dans le cas d'arthrite sèche avec tendance à l'ankylose, l'image radiographique est pareille à celle du rhumatisme déformant ordinaire.

L'analyse des urines a donné une courbe tout à fait analogue à celle qu'on rencontre dans les autres formes.

Voici les observations que nous avons réunies sur ce sujet. Quatre ont été recueillies par nous dans différents services; deux nous ont été procurées par M. le professeur Poncet :

1re Observation

Tumeur blanche des genoux. — Polyarthrite déformante tuberculeuse.

Gaston C..., vingt-six ans (hospice de Longchêne, service de M. Pic, médecin des hôpitaux).

Pas d'antécédents héréditaires. Variole dans l'enfance. Bonne santé habituelle.

A fait son service militaire et en est revenu bien portant à vingt-quatre ans.

Il y a dix-huit mois a commencé à souffrir dans le genou droit puis dans le pied du même côté. Début lent, insidieux, douleur à l'occasion de la marche, d'une fatigue. Pas de rougeur ni de gonflement.

Plus tard le coude droit, le genou et le pied gauche et enfin la main droite avec le poignet et les doigts, la main gauche, en dernier lieu l'épaule droite (depuis un mois) et peu après la colonne cervicale.

Depuis quatre mois il ne peut plus marcher qu'avec des béquilles. Depuis un mois ne peut plus marcher du tout et garde le lit. Il est resté six mois à l'Hôtel-Dieu dans le service de M. le professeur Pollosson qui avait fait le diagnostic de tumeur blanche aux deux genoux avec polyarthrite déformante tuberculeuse.

Rien aux poumons. Rien au cœur.

Actuellement ce sont surtout les genoux et les épaules qui sont douloureuses. Les autres articulations le sont moins mais l'ont été. La maladie a procédé par poussées successives intermittentes douloureuses avec impotence fonctionnelle.

Aux genoux gonflement très douloureux, sensation fluctuante de fongosités dans les culs-de-sac sous tricipitaux. Crépitation à grains riziformes. Impotence absolue. Jamais rien dans les orteils.

Atrophie musculaire énorme, surtout des extenseurs, très marquée aux membres inférieurs ; moins aux membres supérieurs.

Ne peut pas du tout fléchir les doigts de la main droite ; à gauche serre à peine les doigts, flexion imparfaite et sans force. Poignets tuméfiés et ankylosés.

Depuis un mois les articulations temporo-maxillaires sont prises aussi, le malade a beaucoup de peine à ouvrir la bouche et à manger. Il commence à avoir quelques douleurs dans la hanche gauche.

N'a jamais entendu dire qu'il y ait eu des rhumatisants dans sa famille.

2e Observation

Ramollissement tuberculeux du sommet droit (tendance fibreuse). Ancienne pleurésie. — Rhumatisme chronique déformant.

Marie M..., quarante ans, tisseuse (service de M. Lannois, agrégé, médecin des hôpitaux).

Première entrée en 1894. — Pleurésie il y a cinq ans, à droite qui a duré trois mois. Elle avait déjà fait un séjour à l'hôpital il y a deux ans pour crachement de sang.

Il y a six mois nouvelles hémoptysies.

Actuellement a beaucoup maigri, anorexie, pas de sueurs nocturnes.

Expectoration muco-purulente.

Aux poumons, résistance aux doigts à la percussion des deux sommets en avant. Vibrations plus exagérées à droite. Râles crépitants des deux côtés, plus humides à droite.

En arrière, submatité au sommet droit, obscurité respiratoire, retentissement de la toux, râles crépitants.

Rien au cœur.

Au genou droit, tuméfaction considérable surtout de l'extrémité épiphysaire du fémur. Cul-de-sac sous-tricipital tendu, comme fluctuant. Douleurs assez vives depuis trois semaines.

Deuxième séjour, novembre 1895. — Aggravation notable, a craché du sang cette nuit ; les lésions prédominent toujours au sommet droit.

10 février 1896. — Le genou droit est resté déformé depuis sa première atteinte. La malade a fait ensuite du rhumatisme chronique déformant d'abord dans la main droite, puis dans la main gauche, les cous-de-pied.

Les douleurs reviennent dans les mains et dans les genoux sous forme de poussées subaiguës. Elles sont soulagées par les applications de salicylate de méthyle.

Etat actuel, avril 1897. — Les signes pulmonaires persistent, marche lente. De temps en temps quelques crachats sanglants.

Polyarthrite déformante à forme rhumatismale généralisée. Il n'y a que les hanches qui n'aient pas encore été touchées. Toutes les petites articulations sont prises, déformées, immobilisées en demi-flexion. Aspect typique de rhumatisme chronique déformant avec image radiographique conforme.

Atrophie musculaire.

Jamais de rhumatisme articulaire aigu. Son père est mort d'une pleurésie. Sa mère est vivante. Pas de rhumatisants dans sa famille.

3e Observation

(Voir l'observation XLVII, avec analyse d'urines et courbe uroséméiographique).

4e Observation

Tuberculose chronique à forme fibreuse. — Rhumatisme déformant datant de huit jours.

Marie P..., trente-sept ans, concierge (service de M. le professeur Renaut).

Pas d'antécédents rhumatismaux, ni tuberculeux. Père mort du charbon. Mère vivante. Seize frères ou sœurs, dont onze sont morts d'affections variées. Mariée, pas d'enfants.

Double ovariotomie, il y a six ans, pour une tumeur. Bonne santé habituelle.

Depuis sept mois a fait trois séjours à l'Hôtel-Dieu.

Premier séjour. — Bronchite, quintes de toux suivies de vomissements, crachait un peu de sang.

Deuxième séjour. — Extinction de voix, toux et vomissements.

Troisième séjour. — Séjour actuel.

Elle est entrée pour des douleurs dans les mains, les poignets et le genou droit, qui ont débuté il y a huit jours.

A son entrée, les douleurs sont limitées à la main droite, toutes les articulations des doigts sont douloureuses ainsi que les gaines tendineuses du poignet. Il n'y a pas de rougeur, mais du gonflement. Toutes les articulations tendent à la forme noueuse et à la déformation. Légère flexion sans laxité anormale ni ankylose vraie. Ces phénomènes n'ont pas apparu brusquement, mais peu à peu en quarante-huit heures environ.

Au bout de cinq à six jours, les articulations des doigts de la main gauche sont devenues un peu douloureuses, gonflées et à tendance noueuse ; mais bien moins marquée qu'à droite.

Points de côté douloureux surtout à droite. Aux poumons, en avant, un peu de douleur sous les clavicules. Scolioses à concavité gauche. Au sommet gauche, matité, augmentation très nette des vibrations, bronchophonie et respiration soufflante. Peut-être quelques craquements.

Toux et expectoration peu abondantes. Vomissements. Transpiration assez abondante surtout nocturne. Rien au cœur.

Malade assez nerveuse, mais pas de stigmates d'hystérie. Température normale. Urines pas d'albumine.

Les lésions articulaires chez cette malade sont encore trop récentes pour qu'on puisse leur assigner une nature tuberculeuse certaine. Il n'y a rien là qui ressemble à la tumeur blanche. Tout ce qu'on peut dire, c'est qu'elles revêtent l'allure d'un pseudo-rhumatisme dont on ne retrouve pas la cause.

Nous croyons qu'on peut soupçonner la tuberculose pulmonaire déjà existante de n'être pas étrangère à leur éclosion.

5e Observation (due à M. le professeur Poncet).

Arthrites multiples. — Tuberculose sèche à forme rhumatismale chronique.

Victor M..., quinze ans, berger.

Ce malade entre à l'hôpital en 1894 pour une affection articulaire qui date de deux ans.

Pas d'antécédents héréditaires. Pas de maladies antérieures, sauf vers l'âge de neuf ans où il eut au cou du côté droit un ganglion qui suppura quelque temps (cicatrice blanchâtre).

Pas de signes de syphilis héréditaire ou acquise.

Il y a deux ans, il remarqua que ses poignets étaient tuméfiés et un peu douloureux, mais douleur très faible. Puis deux ou trois mois après mêmes symptômes du côté de ses tibio-tarsiennes ; enfin il y a six mois ses genoux étaient atteints.

Actuellement : état général peu satisfaisant. Malade pâle, anémique. Pas de lésions viscérales, léger engorgement ganglionnaire.

Au niveau du carpe de la main droite on constate, sur la face dorsale de la main, une tuméfaction qui ne descend pas au-dessous des métacarpiens et remonte jusqu'à 1 centimètre au-dessous de l'interligne articulaire du poignet. Cette masse est fluctuante ; elle est indolore. A son niveau la peau est normale. Rien sur la face antérieure du carpe. Mêmes lésions à gauche.

Les mains tendent à s'incliner sur le bord cubital, il en est de même des doigts. La phalange est volumineuse par rapport aux phalangettes et phalangines.

L'articulation de l'index droit avec son métacarpien est douée de la plus grande laxité ; les mouvements un peu étendus s'accompagnent de craquements.

Du côté des membres inférieurs on constate de la tarsalgie des adolescents.

Du côté du cou-de-pied on trouve de la tuméfaction en avant de la malléole interne. Cette tuméfaction est indolore, s'accompagne de fausse fluctuation. En arrière de la malléole interne on constate de la tuméfaction commençant au-dessous de la malléole, tuméfaction indolore, non fluctuante. Rien dans l'articulation.

Le genou est également volumineux ; les parties osseuses sont hypertrophiées. De chaque côté du ligament rotulien se trouve une petite masse tuméfiée, molle, non fluctuante, indolore. En dedans du triceps est également une masse tuméfiée, molle et fluctuante. Rien dans le cul-de-sac sous-tricipital ou dans l'articulation ; les mouvements sont conservés.

Toutes ces lésions sont paires et symétriques. Cette tuméfaction des articulations contraste d'une façon étrange avec l'amaigrissement des membres dû à l'amyotrophie qui s'accompagne de flaccidité et de faiblesse générale.

Rien du côté de la colonne vertébrale.

L'enfant tend à se cachectiser ; on le renvoie à la campagne[1].

6e Observation

(Due à M. le professeur Poncet).

Polyostéoarthrite bacillaire à forme sèche, avec localisations plus marquées aux poignets, aux articulations métacarpo-phalangiennes et phalangiennes.

Mlle C. D..., trente-six ans. Père mort de crises épileptiformes, mère, de variole. Une sœur en 1882, soignée par M. Poncet, à l'hôpital de la Croix-Rousse. Mal de Pott dorsal avec abcès, cachexie progressive.

Un frère atteint de polyadénites bacillaires. Après l'ablation des ganglions chéloïdes qui ont disparu peu à peu, est actuellement diabétique (100 grammes de sucre par litre). Un frère et une sœur bien portants.

En 1881 a commencé à souffrir dans les articulations des doigts

[1] Je viens de recevoir des nouvelles de ce malade qui est chez lui depuis trois ans sans traitement actif. Il est complètement infirme et de plus en plus cachectique.

et des poignets. L'attribue à un séjour dans une chambre réparée à neuf, humide, avec sa sœur qui a commencé en même temps son mal de Pott.

Les déformations ont commencé seulement en 1889 à la suite de quelques années d'un service pénible qu'elle fit auprès d'un malade. Les pieds furent pris ensuite et déformés, déviés sur le bord externe. Les genoux en 1894 ; la hanche gauche en 1896.

Dès le mois de juin 1888, M. Poncet, qui observait la malade alors âgée de vingt-sept ans, avait porté le diagnostic d'ostéo-arthrite bacillaire chronique à forme sèche avec habitus extérieur de rhumatisme chronique déformant. Il a eu depuis l'occasion de revoir cette jeune fille à diverses reprises, et à la date du 26 août 1895, à une époque où il lui conseillait, en raison de l'évolution chronique de ses lésions, un séjour à Aix-les-Bains, il notait, entre autres particularités, l'absence de suppuration, de fistules, de fongosités apparentes au niveau des articulations envahies, enfin la guérison spontanée avec raideur de l'articulation du poignet gauche primitivement atteint.

Actuellement on constate :

Des lésions symétriques du côté des articulations métacarpo-phalangiennes de l'index et du médius des deux côtés avec gonflement notable sur le dos de la main, avec soulèvement de la peau un peu amincie, mais de coloration normale.

Au toucher, sensation de mollesse, rénitence due à la présence de masses molles fongueuses intra-articulaires, ayant distendu la capsule et produit un relâchement de l'articulation. Au travers de cette couche molle on sent des extrémités osseuses irrégulières déformées, avec laxité anormale et un bruit de frottement des surfaces articulaires dénudées.

La pression sur les extrémités osseuses articulaires est douloureuse.

Douleur spontanée revient par poussées subaiguës successives. Rien aux coudes et aux épaules. Ne tousse pas, n'a jamais toussé. Très bon état général ; aucun trouble digestif.

Il reste donc bien établi qu'à côté du rhumatisme chronique déformant progressif existe tout un groupe de pseudo-rhumatismes chroniques infectieux.

Mais qu'est-ce que le rhumatisme vrai sinon une maladie infectieuse ?

On tend de plus en plus à faire du rhumatisme articulaire aigu une maladie infectieuse générale à manifestations locales articulaires.

Son début brusque par des frissons, de la fièvre, de la courbature, de l'embarras gastrique fébrile précédant ou accompagnant les fluxions articulaires ; son évolution presque cyclique ; l'influence étiologique de la grippe (Weber) et de l'angine prémonitoire (Boichon), tout, jusqu'à sa tendance aux rechutes et aux récidives, concourt à nous tracer le tableau classique d'une maladie infectieuse.

Dans certains cas, cette maladie infectieuse serait même épidémique. Grasset : épidémie des salles Fouquet et Martin-Tinson ; Lauze : épidémie de Copenhague, 1886 ; Lebert : épidémies de Zurich, 1857 ; de la Haye, de Lausanne, 1846 ; Warentrap : épidémie de Francfort, 1865.

Enfin les cas de transmission de la mère au fœtus de rhumatisme articulaire aigu bien observés par Jaccoud, confirment cette manière de voir.

La thèse de Saint-Germain résume assez bien ces idées, mais elle nous montre que, si tout le monde est d'accord pour faire du rhumatisme, aigu d'une maladie infectieuse, personne ne sait plus rien quand il s'agit de désigner l'agent ou les agents infectieux spécifiques.

Nous disons à dessein l'agent ou les agents spécifiques, car rien n'est moins sûr que l'autonomie du rhumatisme articulaire aigu. Jusqu'à présent, toutes les recherches ont échoué dans ce sens, et ni l'examen des malades, ni l'expérimentation n'ont pu fournir de données certaines. La ponction des articulations a montré dans quelques cas un microbe banal; souvent elle est demeurée négative. Il n'est pas prouvé du tout qu'il existe des germes dans ces articulations, et il est bien certain que des toxines élaborées à distance par des microorganismes connus ou inconnus, sur le pharynx et les amygdales (angines) ; sur la muqueuse intestinale (entérite), etc..., peuvent tout aussi bien causer ces fluxions locales, dans des articles prédisposés ou moins résistants.

Pour ce qui est du rhumatisme chronique, la question est beaucoup plus complexe, et, si l'autonomie du rhumatisme articulaire aigu est problématique, celle du rhumatisme chronique l'est encore bien davantage. Cependant la notion infectieuse a fait un grand pas dans ces dernières années. Bouchard et Charrin ont communiqué leurs premières observations au Congrès de Marseille en 1891. Ils avaient trouvé des staphyloccoques dans le liquide articulaire. En Allemagne, Max Schueller, faisant des ponctions aseptiques dans les articulations atteintes de rhumatisme chronique, prétend avoir toujours trouvé un bacille spécial, gros et court, qu'il a pu cultiver avant et après inoculation à des lapins. L'injection d'un centimètre cube de culture dans le genou d'un lapin détermine une arthrite villeuse sans trace de pus.

Charrin, en 1894, a présenté au Congrès de Caen deux observations de rhumatisme chronique déformant survenus après une amygdalite infectieuse. La première

[1] Max Schueller, *Berlin. klin. Wochens.*, 1893.

concerne une femme de soixante-trois ans, dont les arthropathies survinrent à la suite d'une amygdalite aiguë. La seconde se rapporte à une jeune fille de vingt-trois ans qui fit du rhumatisme chronique déformant après une amygdalite suppurée. Le pus de l'amygdale contenait du streptocoque et du *staphylococcus albus;* la sérosité péri-articulaire ne renfermait que l'albus.

Enfin, Chauffard et Ramon ont signalé récemment un nouveau signe clinique du rhumatisme chronique infectieux qui consiste dans la présence d'adénopathies sus-articulaires. Ce fait est à rapprocher de ce que Brissaud avait décrit déjà sous le nom de bubon rhumatismal dans le rhumatisme articulaire aigu.

Le rhumatisme est donc une maladie infectieuse à localisations articulaires. Mais, dès lors, où se trouve la limite exacte entre le rhumatisme vrai et les pseudo-rhumatismes infectieux, dont nous parlions tout à l'heure. Voilà ce qui nous apparaît beaucoup moins nettement. N'est-il pas déjà curieux de voir attribuer la dénomination de pseudo-rhumatisme aux manifestations articulaires provenant de maladies connues, alors qu'on désigne sous le nom de rhumatisme vrai celles dont on ignore l'origine?

Si le rhumatisme articulaire aigu est provoqué par des agents infectieux divers comme on tend à le croire ; s'il peut éclater à la suite d'une angine à staphylocoque ou à streptocoque, en quoi diffère-t-il des manifestations articulaires qui succèdent à une angine diphtérique? Pourquoi au premier le qualificatif de vrai; aux secondes celui de pseudo?

Nous serions volontiers de l'avis de Mauclaire qui a

étudié tout spécialement la question des pseudo-rhumatismes infectieux quand il dit :

« Entre les deux extrémités de la chaîne, le rhumatisme franc et le pseudo-rhumatisme infectieux existent probablement des intermédiaires qui nous portent à considérer le premier comme une atténuation du second. »

Nous allons voir, en effet, que ces formes intermédiaires existent réellement.

Mas, dans une thèse récente (Montpellier, 1896), sur les cas de transition entre le rhumatisme articulaire aigu et les pseudo-rhumatismes infectieux publie une série d'observations de rhumatismes blennorragiques avec une évolution très semblable à celle du rhumatisme vrai.

La première observation est celle que Rauzier a présentée au Congrès de Lyon en 1894; elle concerne un jeune homme de vingt ans, qui, dans la troisième semaine d'une blennorragie, fut pris de polyarthrites généralisées (les poignets, les coudes, les cou-de-pied et plusieurs articulations des doigts). Douleurs très vives, tuméfaction. Céphalée. Pouls, 100. T.39°1 à 39°6.Sueurs abondantes mobiles. Douleurs soulagées par le salicylate de soude.

Apparition d'un souffle systolique au cœur. Après quelques jours, les fluxions multiples disparaissent et l'affection reste localisée au poignet et aux petites articulations de la main gauche.

Viennent ensuite :

Une observation tirée de la thèse de Jouis (Paris, 1891) : un soldat de vingt-quatre ans qui présente un rhumatisme blennorragique polyarticulaire (les deux genoux et le coude gauche) avec guérison rapide. L'examen du liquide articulaire avait décelé des gonocoques.

Une observation de Richardière *(Soc. méd. des hôp.*, 1893), d'une fillette de sept ans, ayant présenté un rhumatisme blennorragique polyarticulaire avec fièvre à guérison rapide et complète.

Vignaudon (Th. de Paris, 1893), dit que chez l'enfant les arthrites blennorragiques s'accompagnent d'état fébrile et de céphalalgie. Véritable période d'invasion rappelant celle du rhumatisme articulaire aigu.

Enfin M. Mas nous montre, dans une dernière observation recueillie dans le service de Grasset, que le rhumatisme articulaire aigu peut simuler parfois l'arthrite infectieuse. Il s'agit, dans ce cas, d'un jeune militaire couché au n°3, de la salle Martin-Tinson, qui demeura trois mois environ à la clinique avec une arthropathie rhumatismale localisée aux genoux.

Le malade, sujet aux rhumatismes et indemne de toute blennorragie ou autre infection, ne présenta à aucun moment de généralisation articulaire. La fièvre n'existe qu'au début et d'une façon très modérée.

Il n'y eut pas de complications viscérales et au cours des poussées arthralgiques ou avec hydarthrose, le malade n'obtint aucun bénéfice de la médication salicylée.

Ces formes de transition se retrouvent dans d'autres genres d'infection.

Richardière *(Soc. méd. des hôp.*, 1893) admet trois variétés de synovites érysipélateuses :

La première variété est une synovite monoarticulaire siégeant dans une jointure plus ou moins éloignée de la plaque d'érysipèle. Elle est sous la dépendance de l'infection générale produite par le virus érysipélateux, se termine souvent par suppuration.

La deuxième variété est une complication locale qui ne siège que sur les jointures recouvertes par les plaques d'érysipèle.

La troisième a tous les caractères d'une synovite rhumatismale franche; les fluxions articulaires sont mobiles et instables; elles surviennent surtout au moment de la défervescence ; elles sont de moyenne intensité et cèdent en peu de temps au salicylate de soude.

Voilà, certes, un pseudo-rhumatisme qui ressemble à s'y méprendre au rhumatisme articulaire vrai.

Dernièrement Carrel publiait, dans la *Province médicale*, le compte rendu d'une épidémie de varicelle dans un service d'enfants. Parmi ses observations se trouve un cas fort intéressant de pseudo-rhumatisme varicellique polyarticulaire avec localisations aiguës très douloureuses; gonflement et rougeur locale passant d'une articulation à l'autre, mobiles et fugaces.

En cinq jours, tout a disparu, sauf une épaule qui conserve un peu de gonflement et de raideur pendant une quinzaine de jours. Il est bien évident que si, chez cette malade, on n'avait pas assisté à l'évolution d'une varicelle, on aurait fait à tout coup le diagnostic de rhumatisme articulaire aigu franc.

Sont-ce les complications cardiaques qui pourront servir à distinguer les vrais des pseudo-rhumatismes? Pas même, car elles existent dans les deux cas.

« On objecte toujours, dit Bouchard, que dans le pseudo-rhumatisme il n'est pas rare de voir survenir des inflammations d'autres membranes séreuses : pleurésies, péricardites, endocardites ; et on veut y voir un caractère qui obligerait à en reconnaître la nature rhumatismale. La production de déterminations secondaires à la fois sur les séreuses et sur les jointures n'appartient pas exclusivement au rhumatisme. C'est, je puis le dire, un caractère commun à un grand nombre de maladies infectieuses. »

L'endocardite blennoragique par exemple est aujourd'hui parfaitement connue et son histoire est établie sur un nombre déjà sérieux d'observations. Donc inflammation simultanée des séreuses articulaires et viscérales n'est pas synonyme de rhumatisme, mais bien de maladie infectieuse.

Que devient dans tout cela l'individualité propre du rhumatisme? Elle paraît évidemment compromise et menacée de voir se substituer à elle une série de syndromes articulaires à marche aiguë, subaiguë ou chronique pouvant apparaître dans le cours ou la convalescence de la plupart des maladies infectieuses.

Il est bien certain également que tout n'est pas là, car un grand nombre de ceux qui ont eu des maladies infectieuses n'ont jamais eu de manifestations articulaires. Il faut faire intervenir les questions de terrain, de prédisposition, d'hérédo-prédisposition, très vraisemblablement enfin des questions banales de traumatisme, de froid, d'humidité, de surmenage articulaire pour expliquer la localisation sur tel ou tel article; la guérison, la persistance des lésions et leur passage à l'état chronique.

Tout cela évidemment n'est encore qu'une hypothèse, mais c'est peut-être bien là qu'aboutira en définitive cette lutte des pseudo-rhumatismes, qui empiètent de plus en plus dans le domaine du rhumatisme vrai jusqu'à l'en déposséder.

CHAPITRE IV

Rhumatisme chronique et trophonévrose. Arthropathies nerveuses. Troubles trophiques.

L'origine nerveuse du rhumatisme chronique a été imaginée par deux allemands : Skoda et Risenmann. Cette idée a fait rapidement fortune et actuellement on ne peut ouvrir un traité de pathologie sans voir le rhumatisme trophonévrotique décrit au premier rang des formes du rhumatisme chronique.

Cependant, quelques auteurs ont résisté avec énergie à cette poussée nouvelle de l'opinion. A leur tête citons Charcot qui s'est toujours élevé avec force contre la théorie de la lésion nerveuse primitive, disant : « L'évolution des phénomènes proteste contre cette manière de voir : les arthropathies sont en réalité le fait primitif, l'affection spinale d'où dérive l'amyotrophie n'est que secondaire. »

Cette opinion nous paraît avoir ici une énorme valeur. Quand nous avons commencé la lecture de l'œuvre de Charcot nous nous attendions certes à voir la théorie nerveuse bien accueillie par le plus grand neuropathologiste de notre siècle et notre étonnement a été profond de le voir s'inscrire en faux avec tant d'autorité.

Quand on songe que Charcot a créé toute la pathologie nerveuse que nous connaissons et que, d'autre part, il a écrit d'un bout à l'autre l'histoire du rhumatisme chronique, on ne peut qu'être vivement impressionné de ses affirmations et rendre hommage à la grande expérience qui les lui dictait.

Strumpell n'est pas moins catégorique : «Nous n'accordons, dit-il, aucune valeur à l'opinion émise de divers côtés, d'après laquelle l'arthrite déformante dépendrait quelquefois d'une affection primordiale des centres nerveux surtout de la moelle épinière. »

Malgré ces quelques notes discordantes, l'immense majorité des pathologistes croit à l'origine nerveuse. Voyons donc quels sont les arguments sur lesquels ils appuient leurs conclusions.

Ces arguments sont tirés :

1° De la ressemblance qu'on a cru voir entre les manifestations articulaires du rhumatisme chronique et les arthropathies d'origine nerveuse (tabes, syringomyélie, hystérie, paralysie générale, etc., etc.) et aussi de la symétrie de ces arthrites qui paraissent distribuées dans des territoires nerveux homologues des deux côtés.

2° De la coexistence fréquente sinon constante dans le rhumatisme chronique de symptômes appartenant au cortège habituel des maladies nerveuses : atrophies musculaires, spasmes, contractures, exagération des réflexes, troubles trophiques de la peau et des ongles, etc.

3° De la constatation anatomo-pathologique dans quelques cas particuliers de lésions des nerfs périphériques et même des cellules de la moelle.

Nous allons envisager successivement chacun de ces points.

L'existence des arthropathies d'origine nerveuse ou arthropathies trophiques est un fait indubitablement acquis. On connaît surtout celles du tabes et de la syringomyélie; mais on en a rencontré encore dans l'hystérie, la paralysie générale, l'atrophie musculaire myélopathique, la sclérose en plaques, la paralysie infantile, les myélites, etc.

Ces arthrites reconnaîtraient pour cause : soit la lésion d'un centre trophique articulaire, dont l'existence n'est encore qu'hypothétique, qui siégerait pour les uns dans le bulbe (Buzzard), pour les autres dans les cornes antérieures de la moelle (Charcot-Jeoffroy); soit des névrites périphériques (Pitres et Vaillard); soit une simple action réflexe ayant pour point de départ les altérations des conducteurs sensitifs centripètes et pour aboutissant les nerfs vasculaires centrifuges (Brissaud et Marinesco). (Chipault, *Traité Le Dentu-Delbet).*

D'après Brissaud, ce qui tendrait à confirmer l'existence de ce réflexe sensitivo-trophique, ce serait la fréquence des arthropathies dans le tabes dit sensitif et leur absence dans la forme motrice pure. Les arthropathies accusent un mode de réaction spécial des éléments anatomiques en présence de certaines excitations des conducteurs sensitifs. Ce qui revient à dire : il n'y a pas de troubles trophiques primitifs; ils sont toujours secondaires, les troubles de la sensibilité sont toujours les premiers en date (Brissaud).

Pareille théorie ne saurait être admise pour le rhumatisme chronique; ce serait prendre l'effet pour la cause.

Ce ne sont pas les douleurs qui précèdent les arthropathies, mais elles en sont la conséquence; elles se produisent à l'occasion des poussées articulaires et traduisent ainsi un état inflammatoire local confirmé d'ailleurs par le gonflement et la rougeur concomitants.

Quant aux deux autres théories, il manque la signature anatomique, du moins pour ce qui regarde le rhumatisme chronique. Les cas de lésions des cornes antérieures ou de névrites périphériques confirmés par l'examen histologique sont encore trop restreints (Klippel, Pitres et Vaillard), et les cas négatifs trop nombreux (Debove, Strumpell, etc.) pour pouvoir servir de base solide à une théorie pathogénique générale du rhumatisme chronique déformant.

Nous allons voir maintenant qu'au point de vue clinique les arthropathies nerveuses ne ressemblent pas tellement à celles du rhumatisme. Elles ne présentent, en effet, ni le même début, ni la même évolution; elles aboutissent à un résultat fonctionnel tout différent.

Si nous prenons par exemple comme type l'arthrite tabétique qui est la plus fréquente et la mieux connue, nous voyons qu'elle se révèle d'une façon bien particulière. Dans l'immense majorité des cas, le début est brusque, je ne dis pas aigu, mais brusque; l'arthrite et la déformation se révèlent en même temps à l'occasion d'un effort, d'un faux pas, d'une chute, d'un traumatisme et cela sans aucune douleur.

Voici le tableau significatif que nous en trace Brissaud : « Le plus souvent, l'accident se produit tout d'un coup, c'est généralement le matin en se réveillant que le malade en constate la gravité apparente et soudaine. Le mal est fait, la lésion est acquise et définitive. »

A ce début soudain succède, par contre, une évolution remarquablement lente et constamment indolore.

L'absence de phénomènes douloureux dans l'arthrite tabétique est bien le contraste le plus frappant qu'on puisse établir en face de l'arthrite rhumatismale dont la marche chronique est constamment interrompue par des poussées douloureuses.

Les partisans de la théorie nerveuse sentaient si bien la valeur de cet argument qu'ils se sont efforcés de trouver des arthrites tabétiques douloureuses et avec début véritablement aigu. La thèse de Fort (1891) a été inspirée pour combler cette lacune. Elle ne paraît pas toutefois y avoir complètement réussi. Cette thèse est basée sur deux observations seulement, et toutes deux fort discutables.

Voici les faits :

La première observation concerne une arthrite aiguë du poignet survenant chez un tabétique, accompagnée de douleur, rougeur, gonflement et œdème local, *formation de godet caractéristique* à la pression. Début le 8 juillet 1891. Le 1er août, la rougeur et l'œdème ont complètement disparu.

Le malade est revu le 28 octobre complètement guéri, poignet normal.

Que dire d'une arthrite tabétique qui, au bout de trois mois, laisse une articulation complètement indemne?

Ce début aigu, cet œdème local, la disparition rapide des accidents, tout cela ressemble fort à une poussée rhumatismale chez un tabétique.

La seconde observation est encore plus suspecte.

Il s'agit d'un homme présentant depuis huit ans les symptômes caractéristiques du tabes. Le 21 octobre 1891 il se plaint d'une douleur vive dans le genou gauche. Il raconte que depuis déjà un an il a eu à cinq ou six reprises différentes du gonflement des membres inférieurs avec rougeur et chaleur de la peau. Le genou droit aurait été le siège d'un gonflement notable.

Actuellement, c'est le genou gauche qui est douloureux, rouge et tuméfié.

Le 5 novembre le gonflement a disparu, mais on provoque encore de gros craquements dans le genou. Le 15 novembre le malade se plaint de douleurs vives dans plusieurs articulations :

Articulation radio-carpienne droite, douleur, rougeur et gonflement.

Epaule gauche, douleurs assez prononcées sans tuméfaction. Il existe un point très douloureux au niveau de l'articulation acromio-claviculaire ; la moindre pression fait pousser des cris.

Au genou droit, un peu de liquide dans l'articulation, ni douleur, ni empâtement.

Le 30 novembre, le malade succombe et on trouve à l'autopsie : une *symphyse du péricarde*, un *foie cardiaque*, des reins congestionnés et des poumons emphysémateux.

Comme lésions articulaires : destruction du ligament triangulaire du poignet. Extrémités osseuses dépolies et hypertrophiées ; liquide rougeâtre dans la synoviale.

Ces poussées subaiguës multiples depuis un an, ces fluxions polyarticulaires mobiles (puisque le gonflement du genou gauche n'a persisté que quinze jours) et multiples, cette symphyse du péricarde, tout cela tient plus au rhumatisme qu'au tabes.

D'ailleurs, la coexistence des deux affections n'est pas une rareté ; qu'il nous suffise de citer les observations de Babinski [1] (ataxie locomotrice, arthropathie tabétique et rhumatisme chronique) ; de Labbé [2] (nouvelle observation de rhumatisme chronique et de tabes) ; enfin notre observation personnelle (obs. XXIX), pour prouver que rhumatisme et tabes ne sont pas antagonistes et qu'il faut se défier de confondre les arthrites rhumatismales avec les arthropathies tabétiques.

Rien n'est donc plus douteux que l'existence des arthrites tabétiques douloureuses à début aigu. Nous continuerons à leur reconnaître un début brusque sans accidents aigus et une marche chronique sans manifestations douloureuses.

Cette marche chronique est extrêmement lente, progressive et indolore ; tandis que nous pouvons choisir entre toutes les formes de rhumatismes la plus progressive que nous voudrons, elle sera d'abord toujours douloureuse, elle sera ensuite toujours entrecoupée de poussées intermittentes, de paroxysmes douloureux et de périodes d'amélioration.

Les seuls accidents aigus que l'on ait observés dans le cours des arthrites tabétiques sont dus à des phénomènes inflammatoires surajoutés provoqués, soit par un traumatisme soit par une infection secondaire et qui dans quelques cas, peuvent aboutir à la suppuration. Au point de vue fonctionnel, les résultats sont essentiellement différents.

Dans le tabes, la dislocation articulaire est précoce, le

[1] Babinski, *Bull. Soc. anat.*, 1887.

[2] Labbé, *Presse médicale*, 1895.

membre prend les positions les plus bizarres ; les mouvements anormaux très étendus dans tous les sens sont la règle (articulation folle ; membre de polichinelle).

Dans le rhumatisme dès le début les mouvements sont douloureux, puis viennent les craquements, la raideur articulaire, la limitation des mouvements, les déformations, l'ankylose en mauvaise position et l'immobilisation en demi-flexion, en flexion forcée ou en extension.

La distribution des arthrites ne se ressemble en rien dans les deux cas. Dans le tabes, elles occupent de préférence les grandes articulations surtout celles des membres inférieurs ; le plus souvent c'est une monoarthrite ; quelquefois deux articulations sont prises ; rarement plus. Les doigts et les orteils ne sont jamais atteints.

Dans le rhumatisme, au contraire, les localisations sont toujours multiples, parfois généralisées. Elles ont une préférence marquée pour les petites articulations des mains et des pieds. Elles ont une certaine tendance à la symétrie, tandis que chez les tabétiques les manifestations bi ou polyarticulaires sont plutôt unilatérales que symétriques.

Il n'est pas jusqu'aux lésions anatomo-pathologiques qui ne puissent servir à l'occasion de données caractéristiques. L'arthrite tabétique est caractérisée surtout par l'épaississement et les concrétions ossiformes de la synoviale, la destruction des cartilages, la raréfaction des extrémités osseuses et la production d'ostéophytes. Il peut même se faire des ossifications à distance comme dans le cas de Dreschfeld (*The Lancet*, 1880) où il y avait, indépendamment de l'arthrite du genou, une concrétion osseuse d'un pouce de long dans le muscle couturier ; ou une ossification du tendon d'Achille comme dans les arthrites tibio-tarsienne et tarsienne d'origine nerveuse que nous reproduisons plus loin.

Nous verrons dans un autre chapitre comment on peut utiliser tous ces caractères pour faire le diagnostic radiographique entre le rhumatisme chronique et les arthropathies nervo-trophiques.

Les arthrites de la syringomyélie ressemblent énormément à celles du tabes. Elles ont le même début brusque, la même marche chronique et indolore ; la même laxité ligamenteuse avec tendance aux subluxations et mouvements très étendus.

Perrey, qui a réuni dans sa thèse toutes les observations connues arrive à un total de 44 observations. Sur ce nombre 3 fois seulement on a noté des douleurs et dans les 3 cas ces douleurs sont survenues à la suite d'un traumatisme.

L'auteur insiste également sur la présence des ostéophytes et l'ossification par places de la capsule articulaire. Il cite l'opinion de Sokoloff qui croit que les productions osseuses extra-articulaires et capsulaires distinguent les arthropathies tabétiques et syringomyéliques de l'arthrite déformante.

Les autres arthropathies nerveuses sont rares et peu connues ; il n'en existe que quelques observations insuffisantes pour faire de chacune d'elles une description détaillée. Les principales sont :

Dans la paralysie générale (3 cas de Lloyd et 1 cas de Joffroy) ;

Dans l'atrophie musculaire myélopathique (1 cas de Prautois et G. Etienne) ;

Dans la sclérose en plaques 1 cas ;

Dans la paralysie infantile (1 cas de André) ;

Dans les myélites consécutives aux maladies infectieuses (cas de Gull, Moynet, Trousseau, Rendu, Vallin, Jeannel);

Dans les myélites traumatiques (cas de Mitchell et Keen; Lannelongue, Tuffier, Vignes, Joffroy et Salmon, Chipault, et un cas inédit de Jaboulay dont nous donnons une radiographie);

Dans les myélites du mal de Pott (Mitchell Michaud, Charcot) (Chipault, *Traité Le Dentu-Delbet*).

Chez les hystériques on ne constate pas de véritables arthropathies, mais de simples arthralgies à la suite de traumatismes (hystéro-traumatisme) sans lésions articulaires.

En résumé, les arthropathies nerveuses diffèrent notablement de celles du rhumatisme : par leur début brusque qui n'est jamais aigu ni douloureux; leur évolution chronique progressive constamment indolore; leur localisation exclusive sur les grandes jointures, atteignant rarement plus de deux articulations; l'absence de symétrie, la dislocation précoce et totale de l'articulation avec déformation, mouvements anormaux très étendus sans aucune tendance à l'ankylose.

La symétrie des localisations articulaires dans le rhumatisme chronique est-elle un argument en faveur de leur origine nerveuse? Nous venons de voir que cette symétrie manque dans les arthropathies vraiment nerveuses du tabes et de syringomyélie. Dans celles du rhumatisme, nous croyons qu'elle peut être interprétée autrement.

Nous ferons remarquer d'abord que cette symétrie, si elle est fréquente, est loin d'être absolue. Dans beaucoup de nos observations elle est bien relative, dans quelques-unes même elle fait complètement défaut (obs. V, XLI).

De plus, cette symétrie relative se retrouve dans le rhumatisme articulaire aigu tout aussi marquée. Les fluxions aiguës mobiles prennent souvent simultanément les deux pieds, puis les deux genoux, les deux épaules, les deux coudes, les deux poignets sans qu'on ait jamais songé pour cela à faire intervenir le système nerveux. La symétrie du rhumatisme chronique pourrait tout aussi bien s'expliquer par ce fait que chez un malade, de par ses habitudes ou sa profession, ce sont ses articulations symétriques qui sont exposées aux mêmes traumatismes, au même surmenage, à la même humidité, aux mêmes coups de froid et qu'elles sont ainsi placées dans des conditions de moindre résistance qui favorisent sur elles les premières localisations de l'infection rhumatismale.

La seconde série d'arguments en faveur de l'origine trophonévrotique du rhumatisme chronique est tirée de la présence presque constante de troubles trophiques plus ou moins accentués tels que ceux que l'on rencontre dans les affections médullaires.

Ce sont en première ligne les atrophies musculaires ainsi que les troubles qui leur sont associés : paralysie, spasme, contracture, exagération des réflexes. Puis les troubles trophiques cutanés superficiels, modifications de la peau, des ongles, des poils, formation d'escarres, troubles de la sensibilité.

L'amyotrophie est un phénomène qui a été signalé depuis longtemps dans le cours de toutes les arthrites aiguës et chroniques. Les arthrites chirurgicales traumatiques n'échappaient pas à cette loi et cependant, dans ce cas i était difficile d'invoquer une lésion médullaire primitive.

L'atrophie musculaire a été signalée même dans le rhumatisme articulaire aigu. Mais c'est surtout dans le rhumatisme chronique qu'elle présente une constance et parfois une étendue vraiment remarquables.

Le premier point à éclaircir est celui de savoir si l'arthrite et l'atrophie musculaire dépendent d'une même cause ou bien si l'une est la conséquence de l'autre.

On tend de plus en plus à adopter la seconde opinion à l'exclusion de la première et cela en se basant sur les faits cliniques, sur l'anatomie-pathologique et l'expérimentation.

Si l'arthropathie et l'atrophie musculaire dépendaient d'une même cause, l'altération des cellules motrices de la moelle, il n'y aurait aucune raison pour que l'atrophie musculaire ne pût être la première en date. Or il est d'observation qu'elle est toujours consécutive. Bien plus, cette atrophie n'est pas uniforme, mais là encore elle se limite à certains muscles ou certains groupes de muscles comme dans les autres affections articulaires (Vignes, th. de Paris, 1880).

C'est là en effet ce que nous avons nous-même constamment observé : dans certains cas l'atrophie est rapide, précoce, mais elle est *toujours secondaire*. Elle prédomine toujours sur les muscles extenseurs deltoïde, sus et sous-épineux, grand dorsal, grand pectoral aux membres supérieurs ; les fessiers, surtout le grand fessier, le triceps et les adducteurs pour les membres inférieurs.

Les muscles atrophiés obéissent promptement au retour faradique et ne donnent jamais la réaction de dégénérescence, ce qui est un argument contre leur nature névritique (Strumpell).

On ne trouve pas non plus habituellement de contractions fibrillaires ; cependant nous avons rencontré deux fois ce symptôme dans nos soixante-deux observations. Nous verrons à l'interpréter plus tard.

Si les deux phénomènes arthrite, et atrophie, ne reconnaissent pas la même cause, quel rapport de cause à effet existe-t-il entre eux ? Ceci nous amène à discuter la pathogénie des atrophies arthrogénétiques.

Les chirurgiens en faisaient des atrophies par inaction, repos prolongé, immobilisation (Cruveilhier, Onimus, Gillet).

Roux attribuait l'amyotrophie à une anémie vasculaire, compression des vaisseaux au niveau de l'articulation.

Gosselin à une insuffisance de nutrition des muscles, les matériaux étant détournés vers les tissus articulaires.

Lasègue, Sabourin, Duplay et Clado l'attribuaient à une myosite par propagation.

Enfin Brown-Séquard à une action réflexe s'exerçant par l'intermédiaire de la moelle sur les centres vasomoteurs des muscles atrophiés.

Charcot admet le mécanisme d'une action réflexe, car il n'existe pas de lésions profondes du système nerveux; il s'agit seulement d'une sorte d'inertie, de stupeur de l'élément cellulaire.

Erb[1] pense à un trouble particulier des centres trophiques.

Moussous, de Bordeaux, a fait des arthrites expérimentales pour provoquer des atrophies musculaires et étudier l'état du système nerveux. Il a constaté que les altérations

[1] Erb, *Centralblat neurologie*, 1883.

nerveuses sont très inconstantes, très peu marquées. Quand elles existent, elles intéressent seulement les petits filets nerveux intra-musculaires; il n'a jamais rien trouvé dans les gros troncs nerveux, ni dans la moelle, ni dans les racines spinales.

Debove, dans l'examen de plusieurs cas d'atrophie musculaire d'origine articulaire, n'a jamais trouvé de lésions nerveuses. Tous ces faits sont bien en faveur de l'origine réflexe de l'atrophie ; mais ce sont surtout les expériences de Raymond, Deroche et Hoffa qui mettent bien ce fait en évidence.

Raymond et Deroche admettent la théorie de l'action réflexe telle qu'elle a été énoncée par Vulpian et établie sur des preuves cliniques par Charcot.

D'après cette théorie, les atrophies musculaires qui accompagnent toute lésion articulaire médicale ou chirurgicale sont la conséquence du retentissement de l'irritation articulaire sur les centres trophiques de la moelle qui président à la nutrition des muscles affectés. Ces centres trophiques n'éprouvent d'ailleurs qu'un trouble purement dynamique.

Ces considérations sont appuyées sur des expériences. Dans un membre, dont une articulation a été lésée, on voit apparaître divers symptômes : impotence fonctionnelle, exagération des réflexes, contractures et surtout une atrophie musculaire.

Cette atrophie porte sur la substance interfibrillaire des muscles. Elle ne se produit pas quand les racines postérieures de la moelle, qui concourent à l'exercice de la réflectivité des muscles, sont sectionnées ou détruites.

Dans tous les cas, les cornes antérieures de la moelle

et les nerfs périphériques ne sont le siège d'aucune lésion anatomique (Raymond, *Revue de Méd.*, 1890).

Hoffa de Wurtzbourg[1] a renouvelé ces expériences et est arrivé au même résultat. Sur une vingtaine de chiens, il a provoqué des arthrites des deux genoux, puis il ouvrait le canal vertébral et sectionnait d'un côté seulement les racines postérieures de la moelle dans la région correspondant au membre postérieur. Il ne se produisait pas d'atrophie musculaire dans le membre correspondant au côté de la section des racines postérieures, tandis que cette atrophie était manifeste du côté opposé.

Quand on coupe l'arc réflexe, l'atrophie ne se produit pas. Cette preuve paraît décisive. Il peut donc exister des amyotrophies d'origine articulaire, sans qu'il existe la moindre lésion anatomique, névritique ou médullaire.

Les troubles qui accompagnent le plus souvent l'atrophie musculaire sont les rétractions aponévrotiques et tendineuses, les contractures, les spasmes et l'exagération des réflexes.

Ces accidents peuvent reconnaître des causes multiples, ainsi que Jaccoud l'a établi pour la contracture :

Elle peut être un acte réflexe provoqué et entretenu par la douleur et les lésions articulaires. Les expériences de Raymond confirment cette manière de voir.

Elle peut être l'effet direct de la douleur musculaire causée par une myosite rhumatismale.

Elle peut n'être qu'apparente et tenir simplement à l'atrophie des muscles antagonistes.

Ces trois mécanismes peuvent parfaitement d'ailleurs

[1] Hoffa (de Vurtzbourg) Congrès de Berlin, 1892.

agir simultanément et nous partageons l'avis général exprimé par Charcot, Potain, etc., qui fait jouer à ces phénomènes un rôle prépondérant dans les déviations, luxations et déformations observées au cours du rhumatisme chronique.

Jaccoud a même décrit une forme de rhumatisme dans laquelle ces rétractions des tissus fibreux sont tellement prépondérantes qu'il s'est cru autorisé à en faire une variété spéciale : le rhumatisme fibreux.

Cette phase particulière nous paraît seulement marquer une étape dans l'évolution du rhumatisme chronique. Elle est ordinairement précoce, se rencontre chez les malades qui ont été profondément atteints par un grand nombre de poussées aiguës successives, comme chez le malade de Jaccoud ou de notre observation VI. Mais ce rhumatisme aboutit plus tard à la forme osseuse.

Jaccoud n'a pas pu suivre son malade ; il l'a perdu de vue très rapidement et n'a pas assisté à la terminaison.

Notre malade de l'observation VI est en train de faire de la forme osseuse. L'impotence et les douleurs augmentent, elle fait des localisations sur les petites articulations des doigts qui deviennent raides et noueuses.

Parmi les autres troubles trophiques, ceux de la peau paraissent les plus importants. Tantòt elle est atrophiée, lisse, luisante, comme vernissée ; tantôt elle est épaissie, blanchâtre, fendillée, squameuse.

Marie a pensé trouver dans ce caractère un signe de diagnostic et de pronostic pour les deux formes infectieuse et arthritique du rhumatisme. Quand la peau est mince, luisante et tendue, c'est de la première forme qu'il s'agirait (forme grave) ; quand elle est épaisse, de coloration normale, sans desquamation, on aurait affaire à la seconde (forme bénigne) (Marie).

Pour nous, nous avons observé ces différents troubles trophiques de la peau indistinctement dans des cas très divers. Ainsi chez nos malades des observations XIX et XX, deux sœurs qui n'ont jamais eu d'accidents aigus mais une forme tardive et constamment chronique qui devrait, par conséquent, rentrer dans la forme dite arthritique primitive; l'une, celle de l'observation XIX, présente une peau lisse, mince, tendue tout comme si elle avait fait une forme infectieuse; l'autre ne présente aucun trouble cutané. Celle de l'observation LXII, qui n'a jamais eu non plus d'accidents aigus, a la peau encore plus mince et plus luisante avec une escarre au genou.

Signalons encore du côté de la peau les plaques pigmentaires, le vitilligo et diverses éruptions; érythèmes, herpès, zona et pemphigus signalés par Cousin et quelques auteurs. Nous n'en avons jamais observé. Par contre, l'œdème et surtout l'existence de veinosités variqueuses sont des symptômes fréquents notés dans un grand nombre de nos observations.

Du côté des ongles, on constate aussi diverses modifications.

Tantôt l'ongle est hypertrophié, luisant, présente des striations, des cannelures transversales, ou bien il se recourbe en queue d'écrevisse sur la pulpe digitale;

Tantôt il est volumineux mais ferme, squameux et fragile; tantôt enfin il est desséché, se ratatine, s'effrite et finit par tomber (obs. XLII).

Mêmes troubles du côté des poils qui tombent ou s'épaississent; calvitie en fer à cheval; aux paupières, blépharite chronique (Cousin).

Un fait qui est encore assez remarquable, c'est qu'on ne trouve pas dans le rhumatisme chronique de troubles de la sensibilité objective. Quelques auteurs signalent dans quelques cas un peu d'hyperesthésie ou d'hyperalgésie, mais tous s'accordent à dire que la sensibilité tactile est intacte.

Les troubles thermiques et vasomoteurs ou sudoraux sont notés quelquefois (Troubles vasomoteurs, obs. XLII).

Nous allons examiner maintenant les arguments que peut fournir l'anatomie pathologique à la théorie nerveus du rhumatisme.

Nous avons vu déjà que, pour ce qui regarde l'atrophie musculaire succédant aux arthrites expérimentales, Raymond et Deroche n'ont jamais trouvé la moindre lésion dans les nerfs périphétiques, ni dans la moelle.

Moussous a rencontré dans quelques cas des altérations légères des petits filets nerveux intra-musculaires, mais jamais rien dans les gros troncs nerveux ni dans les centres.

Klippel, dans un cas d'arthrite tuberculeuse du genou suivi d'atrophie musculaire, a fait un examen histologique complet de la moelle et des nerfs. Ces derniers ne présentaient aucune lésion. Dans la moelle, au niveau du renflement lombaire, on trouvait une diminution de nombre et de volume des cellules des cornes antérieures avec un état granuleux et un noyau atrophié.

Dans le rhumatisme chronique proprement dit nous avons les trois cas positifs de Pitres et Vaillard qui ont trouvé des névrites périphériques mais qui se gardent bien de conclure hâtivement :

« Les névrites périphériques, disent-ils, ne sauraient

être considérées comme la cause immédiate des lésions articulaires et des symptômes douloureux qui caractérisent le rhumatisme chronique ; mais elles se rencontrent habituellement dans les régions où se sont produits pendant la vie les troubles trophiques qui viennent souvent compliquer cette affection. »

Nous avons aussi les cas négatifs de Debove et de Strümpell qui, eux, n'ont jamais rien trouvé, ni dans les centres nerveux, ni dans les nerfs périphériques. Par contre, Massalongo, de Padoue, est tout à fait affirmatif sur l'origine nerveuse du rhumatisme chronique ; il a rencontré des lésions des cornes antérieures et aussi des névrites périphériques. Pour lui, les arthropathies, l'atrophie musculaire, la scoliose vertébrale, les phénomènes cutanés, les névrites périphériques et peut-être aussi l'artériosclérose dépendent toutes d'une seule cause : le trouble de la fonction trophique.

En résumé : les 3 cas positifs de Pitres et Vaillard (névrites périphériques) ; le cas de Klippel (lésion des cornes antérieures) ; ceux de Moussous (cas expérimentaux) ; ceux de Massalongo (lésions de la moelle et des nerfs). Et en regard les cas négatifs de Raymond et Deroche (cas expérimentaux) ; ceux de Debove et ceux de Strümpell constamment négatifs aussi.

Il est évidemment difficile d'établir l'origine nerveuse du rhumatisme sur des documents anatomo-pathologiques aussi fragiles.

Les lésions du système nerveux ne sont pas constantes et cependant elles existent quelquefois. Comment concilier ces deux faits ?

Nous avons vu que les arthropathies nerveuses différaient sensiblement de celles du rhumatisme; que les troubles trophiques étaient secondaires aux localisations articulaires dont elles dépendaient grâce à un retentissement réflexe médullaire d'ordre sensitivo-trophique.

Faut-il continuer à scinder le rhumatisme chronique en trophonévrose avec lésions primitives des centres nerveux, arthrites secondaires ; et en maladie infectieuse à arthropathies primitives et troubles trophiques secondaires ? Deux formes évoluant de même, aboutissant aux mêmes résultats peuvent-elles reconnaître une physiologie pathologique aussi différente ? Nous ne le pensons pas.

En nous basant sur les faits observés, nous affirmons que *les accidents articulaires sont toujours primitifs dans tous les cas.* Que les troubles trophiques leur succèdent par action réflexe grâce à un trouble médullaire purement dynamique.

Seulement nous concevons très bien que, à la longue, sous l'influence de l'irritation constante des filets sensitifs par les poussées douloureuses articulaires, la lésion d'abord purement dynamique puisse devenir une lésion anatomique ; qu'il se produise des névrites périphériques ascendantes et même des lésions médullaires portant principalement sur les cornes antérieures. Ces lésions peuvent en outre être favorisées par la localisation du processus rhumatismal sur les articulations vertébrales et par la pachyméningite qui en est la conséquence assez fréquente (faits observés par MM. Teissier et Roque). Le malade entre dès lors dans ce que nous appellerons la *phase myélopathique* du rhumatisme chronique et présente vraiment l'aspect d'un médullaire tel que l'ont décrit plusieurs auteurs.

La production de cette lésion médullaire n'a rien d'ailleurs que de très vraisemblable. Chacun sait que l'on trouve chez les vieux amputés des lésions médullaires spéciales portant principalement sur les cornes antérieures et postérieures. Ces lésions ont parfois une certaine analogie avec celles du tabes (Leyden et Platau, *Soc. de Med. int. Berlin*, mars-avril 1897).

Les vieux rhumatisants sont dans des conditions tout aussi favorables que les amputés pour fournir ce processus médullaire tardif.

Cette phase myélopathique est cependant relativement rare puisque 5 de nos malades sur 62 en ont seulement présenté les symptômes; peut-être plusieurs autres y atteindront-ils dans l'évolution de leur maladie: ce serait à suivre.

Nous étudierons plus loin les symptômes myélopathiques avec les différentes étapes de la marche du syndrome rhumatismal chronique déformant.

CHAPITRE IV

Rhumatisme et goutte. Rhumatisme goutteux. Nodosités d'Heberden.

Rhumatisme et goutte ont été longtemps confondus. La goutte était peut-être plus anciennement connue que le rhumatisme, mais bien des cas décrits sous son nom devaient sans doute appartenir à ce dernier.

Ces deux affections avaient tant de ressemblance au point de vue de leurs manifestations et de leur évolution que même après que leur distinction fût devenue nécessaire, on continua à les considérer comme deux sœurs, comme deux branches issues d'un même tronc, pour employer le langage des classiques. Ce tronc, comme nous allons le voir, n'était autre que la grande diathèse arthritique.

Au commencement de notre siècle le mot goutte était encore employé pour désigner la plus grande partie des manifestations articulaires. On se rendait compte cependant que toutes ces arthropathies présentaient des caractères différents et on employait pour les désigner les dénominations de goutte régulière, irrégulière, anormale, atonique, vague, imparfaite (Musgrave, Cullen, Barthez).

Landré-Beauvais créa le nom de goutte asthénique

primitive pour distinguer une maladie polyarticulaire, chronique d'emblée, de celle qui succédait aux accès de goutte aiguë typique.

Le terme de rhumatisme goutteux date à peu près de cette époque; mais ce mot à double entente n'a jamais eu une signification bien précise et a toujours apporté une certaine confusion.

Les uns décrivaient sous ce nom le rhumatisme inflammatoire, surtout celui qui se manifeste aux articulations (Pechmajoux[1], Pinel[2]).

Les autres désignaient ainsi la maladie de Landré-Beauvais, c'est-à-dire le rhumatisme chronique déformant tel que nous le connaissons aujourd'hui (Hallé et Nysten[3]). D'autres enfin décrivaient sous le nom de rhumatisme goutteux un état particulier résultant de la concomitance chez le même malade des accidents de la goutte et de ceux du rhumatisme.

Tel Rodamel qui donne de nombreuses observations de rhumatisme chronique articulaire avec manifestations de goutte viscérale ou inversement, observations fort sujettes à caution.

Tel Scudamore qui ne pense pas que les inflammations goutteuse et rhumatismale puissent exister en même temps dans la même partie, mais qu'elles peuvent se développer simultanément dans différentes parties du corps. Exemple: goutte articulaire et rhumatisme musculaire.

[1] Pechmajoux, *Dissertation sur le rhumatisme goutteux* (thèse de Paris, 1804).

[2] Pinel, Rhumatisme goutteux *(Médecine Clin.*, 1804).

[3] Hallé et Nysten, Rapport sur un remède proposé pour la goutte *(Journ. gén. de méd. chir. et pharm.*, 1809).

Quand nous aurons dit que Hallé et Nysten signalent un cas de rhumatisme goutteux survenu à la suite d'une scarlatine et ayant envahi toutes les articulations, nous aurons montré combien de manifestations articulaires ou extra-articulaires dissemblables étaient rangées sous le nom de rhumatisme goutteux.

On s'en aperçut bientôt, ce qui faisait dire à Latour : « La complication du rhumatisme avec la goutte a été un peu trop généralement admise; il est facile de se convaincre pour peu qu'on connaisse la nature et la différence du rhumatisme et de la goutte, que la plupart des observations qu'on a données sous le nom de rhumatisme goutteux ne sont que des rhumatismes fibreux simples ou des rhumastimes musculo-fibreux. »

Trastour, en 1853, dans son étude du rhumatisme goutteux chez la femme, prend cette expression dans le sens de rhumatisme chronique déformant.

Menjaud, en 1861, étudie la rétraction des doigts dans ses rapports avec la goutte et le rhumatisme goutteux. Si on analyse ses observations, on y trouve : Un cas de rhumatisme chronique déformant ayant succédé à du rhumastisme articulaire aigu. Les autres observations se rapportent toutes à des goutteux vrais ayant eu des accès de goutte aiguë et ayant présenté plus tard des accidents chroniques.

Garrod s'explique aussi longuement sur le terme de rhumatisme goutteux. Ce terme semble devoir être appliqué à un état morbide complexe constitué pour ainsi dire à la combinaison de deux maladies distinctes : la goutte et le rhumatisme.

Il n'y a que peu d'auteurs qui admettent une combinaison de la goutte et du rhumatisme ; il y en a beaucoup au contraire qui sont très opposés à la doctrine qui reconnaît cette forme hybride. La question ne se trouve même pas posée dans les écrits de Boerhaave, van Swieten, Cullen, Heberden et Vatson.

Scudamore fait remarquer à ce propos que les tissus qui pendant longtemps ont été le siège de la goutte sont tellement affaiblis qu'ils sont sensibles aux moindres variations de température. « C'est par là que la maladie prend un certain caractère rhumatismal, et ce sont les seuls cas auxquels on puisse avec quelque raison donner le nom de rhumatisme goutteux dont on se sert en général beaucoup trop. D'autres auteurs décrivent sous ce nom une maladie spéciale, différente à la fois du rhumatisme et de la goutte. »

C'est dans ce sens que Garrod paraît le plus disposé à prendre le mot de rhumatisme goutteux, mais il lui préfère celui d'arthrite rhumatoïde qui ne préjuge en rien de la nature du mal.

On a tenté aussi, avons-nous dit, de réunir dans une même diathèse la goutte et le rhumatisme, d'en faire deux affections sœurs. C'est l'arthritis de Bazin.

« L'arthritis est une maladie constitutionnelle, non contagieuse, caractérisée par la tendance à la formation d'un produit morbide (le tophus) et par des affections variées de la peau, de l'appareil locomoteur et des viscères ; affection se terminant généralement par résolution. » (Bazin.)

Cette définition se rapporte bien plus à la goutte qu'au rhumatisme.

C'est d'ailleurs l'opinion de Durand-Fardel. L'expression d'arthritis trouve surtout son application dans le cas de goutte anormale ou larvée. Il faut remarquer en effet que bien que les reconstructeurs de l'arthritis moderne aient entendu réunir sous une même dénomination le rhumatisme et la goutte (Bazin), c'est à cette dernière tout spécialement que se rapporte l'arthritis.

L'idée d'arthitis entraîne celle de goutte et non celle de rhumatisme (Durand-Fardel).

D'autres ont subdivisé l'arthritis en arthritisme et herpétisme : Pidoux et plus récemment Lancereaux. Pour ce dernier auteur, le rhumatisme articulaire aigu rentre dans l'arthritisme, et le rhumatisme chronique dans l'herpétisme ; ce qui faisait dire à Albert Robin que l'arthritis devenu méconnaissable semble craquer de toutes parts.

La goutte et le rhumatisme tendent en effet à se séparer de plus en plus et à devenir deux affections entièrement distinctes.

Porter (de Bristol) avait déjà entrevu cette différence et n'admettait aucune alliance de famille entre la goutte et le rhumatisme :

« Le rhumatisme, dit-il, n'a aucune analogie réelle avec la goutte ; ils sont fils de parents différents ; ils ne visitent point précisément le même cercle d'amis, n'habitent point les mêmes demeures. Ils se ressemblent comme l'amiral ressemble au contre-maître. » (Guilbert, *Goutte et rhumatisme*, 1820).

Les deux maladies semblent bien être de nature différente ; elles évoluent sur des terrains bien distincts.

La goutte évolue sur un terrain riche. Le goutteux est un diathésique. C'est un homme robuste, de santé florissante, gros mangeur, ayant une certaine tendance à l'obésité. On retrouve dans ses antécédents : la migraine, les dermatoses, la gravelle, les coliques hépatiques, l'asthme.

Le rhumatisme germe sur un terrain pauvre. C'est une maladie infectieuse. Le rhumatisant est le plus souvent un miséreux ; il compte des tuberculeux dans ses ascendants et ses descendants. Il habite une maison humide et froide. C'est un surmené qui a souffert, qui a vécu de privations.

Il y a bien entre les deux, suivant l'expression de Porter, la distance de l'amiral au contre-maître.

En définitive, la dénomination de rhumatisme goutteux avait été complètement abandonnée.

Elle vient d'être reprise par MM. Tessier et Roque, mais dans un sens bien différent de la signification surranée que lui donnaient les anciens auteurs.

MM. Teissier et Roque décrivent trois groupes de rhumatisme chronique :

Une forme rhumatismale,

Une forme trophonévrotique,

Et dans un troisième groupe, sous le nom de rhumatisme goutteux, ils décrivent une forme véritablement arthritique.

Ce rhumatisme n'est pas une coïncidence de goutte et de rhumatisme. Ces malades ne sont pas des goutteux à proprement parler, ils n'ont jamais eu d'accès de goutte, n'ont pas de tophus. Ce sont des arthritiques.

C'est en somme un rhumatisme qui évolue sur un terrain qui paraissait préparé pour la goutte.

Ces malades en effet, nous disent les auteurs, sont des gros mangeurs, des azoturiques (27 à 30 grammes d'urée par jour) ; ils ont des températures centrales toujours basses, des urines constamment hypotoxiques.

Leur sang et leurs urines présentent les mêmes caractères chimiques que dans la goutte.

A l'étiologie de leur affection, on trouve une dermatose, une dyspepsie, un accès d'asthme ou de colique hépatique, parfois de l'albuminurie.

A la terminaison, on rencontre : la sclérose artérielle, la néphrite intestitielle avec insuffisance rénale ; la dilatation aortique.

Les manifestations articulaires présentent des formes variées que les auteurs décrivent sous les noms de :

Rhumatisme chronique simple, rhumatisme vague, ostéalgique, rétraction de l'aponévrose palmaire, nodosités d'Héberden.

Le début en est insidieux vers trente ou quarante ans, on retrouve les mêmes causes occasionnelles que dans les autres rhumatismes : fatigue, surmenage, brouillard, mauvaise hygiène, veilles, excès.

Les localisations sont polyarticulaires, mais ont moins de tendance à envahir les petites articulations des doigts et des orteils ; elles se manifestent par poussées douloureuses successives qui peuvent durer des semaines ou des mois.

Les articulations ont des craquements, elles aboutissent à des pseudo-ankyloses ; les membres atteints présentent des atrophies musculaires.

Les lésions sont les mêmes avec prédominance sur la synoviale.

Toutefois ce rhumatisme goutteux n'aboutit jamais aux déformations et à la griffe du rhumatisme progressif.

La raideur et l'impotence sont toujours moindres. Ce n'est pas une infirmité, mais une incommodité.

Voilà donc un rhumatisme qui évolue sur un terrain différent, le terrain arthritique, mais qui présente les mêmes causes occasionnelles, la même évolution, les mêmes lésions anatomiques que le rhumatisme chronique précédemment décrit. Seulement, c'est un rhumatisme bénin qui ne rend pas infirmes les malades qu'il frappe.

Est-ce un rhumatisme de nature différente ? Nous ne le croyons pas.

Nous avons dit tout à l'heure que rhumatisme et goutte étaient deux maladies distinctes : que chacune d'elles évoluait sur un terrain spécialement préparé. Nous n'avons pas voulu dire par là qu'il y ait antagonisme entre les deux affections.

Nous concevons très bien que, par suite de circonstances spéciales, le rhumatisme soit appelé à évoluer sur un terrain arthritique qui ne semblait destiné à recevoir d'autre semence que celle de la goutte. Mais nous concevons très bien aussi que ce terrain, en somme peu favorable à une culture qui n'est pas sienne, imprime à la maladie une évolution particulière.

Le terrain arthritique riche, bien nourri est particulièrement disposé pour résister au rhumatisme, lui imprimer une allure plus bénigne et l'empêcher d'aboutir aux désordres fonctionnels qu'il cause si rapidement dans un organisme débilité peu apte à la résistance.

C'est, croyons-nous, dans ce sens qu'il faudrait préciser la signification du terme : rhumatisme goutteux.

NODOSITÉS D'HEBERDEN

On décrit, sous le nom de nodosités d'Heberden, de petites saillies anormales dures et immobiles qui sont situées au niveau de l'articulation phalangino-phalangettienne. Ces nodules, qui ont une consistance osseuse, paraissent faire corps avec l'extrémité articulaire de la phalangette.

Voici comment s'exprime Heberden lui-même à leur sujet : « Je n'ai jamais bien compris quelle était la nature de ces petites tumeurs dures dont le volume égale environ celui d'un pois et que l'on rencontre fréquemment au voisinage de la troisième articulation phalangienne. Ces nodosités n'ont assurément aucun rapport avec la goutte, car on les rencontre chez des personnes qui n'ont jamais eu cette maladie. Une fois constituées elles persistent toute la vie, causent rarement de la douleur et n'arrivent jamais à s'ulcérer. Elles n'ont d'autre inconvénient que de produire une légère difformité et d'occasionner un peu de gêne dans les mouvements des doigts [1]. »

Heberden se borne donc à affirmer que ces nodosités ne sont pas goutteuses, mais il ne préjuge en rien de leur nature. Garrod en fait une variété de l'arthrite rhumatoïde. MM. Teissier et Roque la décrivent dans le

[1] Heberden, *Commentarii de morborum historia et curatione reduci curavit*, 1804. « Nunquam rite intellexi naturam tumorum qui interdum nascuntur ad pisi magnitudinem prope tertium digitorum articulum. Nihil certe illis commune est cum Arthritide ; quoniam in multis reperiuntur quibus morbus ille est incognitus. Per hominis aetatem manent ; vacant omni dolore neque spectant ad exulcerationem. Proinde deformitas major est, quam incommodum, quanquam motus digitorum aliquantulum impeditur. » (Cap. XXVIII. De nodis digitorum.)

groupe du rhumatisme goutteux. Enfin, ces derniers temps, M. le professeur Potain leur a assigné une origine goutteuse en se basant sur des examens radiographiques. D'après lui, ces productions seraient transparentes aux rayons X comme les tophus des goutteux.

Nous pensons que la nodosité d'Heberden n'est qu'une réaction locale symptomatique d'une affection articulaire et que cette affection articulaire est le plus souvent un rhumatisme chronique. Elle peut être la goutte quelquefois. C'est du moins ce que nous a permis d'établir l'examen de nos malades.

Dans huit observations nous avons noté des nodosités d'Heberden : sept de ces malades étaient atteints de rhumatisme chronique déformant polyarticulaire. Un seul n'avait que des douleurs vagues sans arthropathies proprement dites, mais présentait une ancienne péricardite. Aucune n'était goutteuse. La plupart de nos maladies ont été radiographées, tous nous ont montré l'existence d'un processus osseux qui ne peut être confondu avec les manifestations de la goutte.

Dans un cas d'autopsie les lésions articulaires étaient celles de l'arthrite sèche : surfaces articulaires rugueuses, disparition du cartilage d'encroûtement sur la plus grande partie de la surface quelques corps étrangers intra-articulaires de nature cartilagineuse. La phalangette paraît prendre une plus grande part que la phalangine dans la formation des nodosités.

En somme nous ne nions pas que la nodosité d'Heberden ne puisse être d'autre nature, mais nous n'en avons pas observé de cas. Par contre, nous affirmons qu'elle est souvent d'origine rhumatismale.

OBSERVATIONS

Le plus grand nombre de nos observations nous a été fourni par l'hospice du Perron. Nous avons largement puisé dans la riche collection de M. le professeur Renaut.

Plusieurs malades observés par lui sont encore actuellement au Perron où nous avons pu les revoir grâce à l'obligeance de M. le docteur Mouisset, chef de service actuel.

Nous devons aussi à M. Mouisset plusieurs observations nouvelles fort intéressantes qu'il nous a gracieusement abandonnées.

Les autres ont été recueillies dans les divers services de l'Hôtel-Dieu et en particulier à la clinique de M. le professeur Bondet et dans les salles de M. le professeur Teissier.

Nous sommes arrivés à un total de 62 observations non compris quelques observations de pseudo-rhumatismes qui ont été intercalées directement dans le texte.

Parmi elles, 48 ont été qualifiées d'observations personnelles, non que ces observations aient été prises par nous *in extenso*, mais parce quelles se rapportent à des malades que nous avons vus et interrogés personnellement.

Les renseignements complémentaires nous ont été fournis par les chefs de service et aussi par les internes. En particulier par notre ami Bernoud et les internes du Perron MM. Comte, Molin, Vianney et Carrez, que nous sommes heureux de remercier de leur complaisance.

Observation I (personnelle).

Hospice du Perron (MM. Renaut et Mouisset).

Rhumatisme chronique déformant.— Poussées subaiguës soulagées par le salicylate et l'antipyrine. — Œdème, albuminurie. — Tumeur du sein.

Étiennette G..., tisseuse, salle Sainte-Marguerite, n° 24. Mère morte à quarante-deux ans, ayant eu probablement des douleurs rhumatismales. Une sœur vivante rhumatisante.

Bonne santé habituelle.

A trente ans gastrite avec vomissements alimentaires et glaireux. Guérison en trois ans.

Pas d'enfants, mais trois fausses couches à un an d'intervalle. Aucun antécédent spécifique.

A trente-cinq ans, début par rhumatisme subaigu dans les talons ayant duré quinze jours environ, tuméfaction, douleur, rougeur de la peau, puis, ayant gagné les autres articulations, forme polyarticulaire.

Début des déformations vers cinquante-deux ans.

A son entrée en 1880, les genoux sont gonflés et douloureux, les orteils fléchis. Les poignets ne peuvent plus se mouvoir; hypertrophie des extrémités du radius et surtout du cubitus. Métacarpes incurvés et douloureux. A droite les phalanges sont déjetées sur le bord cubital; les articulations métacarpo-phalangiennes (index et médius) sont très tuméfiées. Au petit doigt siège une nodosité dure, arrondie, rougeâtre, douloureuse; une semblable, qui a bien diminué, siégeait sur l'index.

A gauche, mêmes modifications, mais moins marquées.

Le coude aurait présenté des craquements. Atrophie considérable des muscles extenseurs.

Rien aux voies digestives. Rien aux poumons. Palpitations fréquentes; pas de souffle au cœur.

En 1884, on note un souffle systolique de la pointe. Les urines contiennent de l'albumine.

Il se développe une tumeur au niveau du sein gauche.

En 1887, on entend toujours un léger souffle systolique à la pointe sans propagation, ressemblant presque à un frottement. Léger dédoublement constant du deuxième bruit.

En 1888, la malade présente souvent *des poussées rhumatismales douloureuses.* Depuis le commencement de l'hiver elle souffre dans les doigts et les poignets ; elle est *soulagée par le salicylate et l'antipyrine* donnés alternativement. Les douleurs ont envahi ensuite les épaules et les membres inférieurs.

En 1889, état stationnaire. Les urines ne contiennent ni sucre, ni albumine.

En 1892 (juin), les déformations sont allées en s'accroissant graduellement.

A droite les doigts sont inclinés vers le bord cubital ; le petit doigt fait presque un angle droit avec ce bord. Ankyloses. Poignet ankylosé à angle droit.

Des deux côtés atrophie des masses musculaires de l'avant-bras. Toutes les articulations (poignets et mains) sont douloureuses et présentent certaines périodes d'exacerbations.

A son entrée au Perron elle pouvait encore se servir de ses mains ; actuellement elle ne peut plus que tricoter et avec peine.

Depuis trois ans déformations analogues aux pieds; orteils inclinés vers le bord externe, chevauchant les uns sur les autres.

Le genou droit s'est pris aussi, il est actuellement ankylosé dans l'extension, très volumineux. La rotule est immobile.

La tumeur du sein présente le volume d'une orange, la peau est adhérente, très vascularisée en surface. Douleur. Les ganglions axillaires ne paraissent à peu près pas atteints. Au cœur : palpitations, léger souffle systolique à la pointe.

Œdème très marqué des membres inférieurs. Atrophie très marquée des masses musculaires.

État actuel (février 1897). — Impotence à peu près complète, ne peut s'habiller toute seule, marche à peine, ne sort jamais.

Toutes les articulations sont atteintes. Déformations de plus en plus marquées aux mains, à droite la déviation sur le bord cubital s'est tellement accentuée que l'auriculaire a été complètement luxé en dehors et pend sur le bord cubital. Les poignets sont gonflés et ankylosés. Les douleurs reviennent toujours par poussées.

Observation II

Hospice du Perron (M. le professeur Renaut).

Rhumatisme articulaire aigu.
Rhumatisme chronique déformant. — Autopsie.

Pet..., cinquante-trois ans, pâtissier, salle Saint-Émile, n° 12. Père et mère morts très âgés avaient une bonne santé. Marié, pas d'enfants.

Aucune maladie de l'enfance.

En 1882 toux sèche répétée ; le médecin fit le diagnostic de bronchite chronique.

Depuis il tousse tous les hivers. Pas de syphilis. En mars 1891 accès de rhumatisme articulaire aigu. Le malade raconte avoir eu des crises douloureuses dans tout le corps (salicylate de soude et antipyrine).

Immobilité complète et peu à peu atrophie. Début des déformations à la main droite ; articulation métacarpo-phalangienne du médius se tuméfie : puis mains, poignets.

Aux membres inférieurs, marche inverse.

État actuel. — Malade très amaigri maintenu immobile, tant par l'atrophie que par la douleur.

Main considérablement amaigrie, dépression entre les métacarpiens dont les têtes sont tuméfiées. Atrophie des muscles thénars.

Aux doigts flexion de la première phalange et extension forcée des deux autres. Atrophie des muscles de l'avant-bras et du bras; les pectoraux ne font plus de saillie. Douleurs dans les articulations temporo-maxillaires. Mort en avril 1893. A l'autopsie, on recueille les pièces articulaires pour l'examen histologique.

Observation III (personnelle).

(Ancienne malade de M. le professeur Teissier.)

Rhumatisme articulaire aigu, plusieurs poussées.— Rhumatisme chronique déformant. — Insuffisance et rétrécissement mitral.

Catherine R..., vingt-trois ans, dévideuse. Pas de rhumatisants dans sa famille. Mère vivante. Rougeole et variole dans l'enfance.

Vers l'âge de douze ans, ayant porté des bas mouillés pendant toute une journée, elle a été prise, deux jours après, de rhumatisme articulaire aigu dans les deux articulations tibio-tarsiennes. Elle est restée deux mois au lit et n'est guérie qu'après trois mois de traitement par l'antipyrine.

A quatorze ans, elle a été prise de nouveau, brusquement, de gonflement douloureux avec rougeur locale dans les articulations du poignet, des deux côtés, puis dans les doigts.

A partir de ce moment, les déformations ont commencé surtout au niveau du poignet, puis aux doigts avec déviation en masse sur le bord cubital à droite. A cette époque, on vit s'établir aussi une localisation cardiaque (endocardite).

Pendant quatre ans elle s'est assez bien portée et a pu faire quelque travail, puis de dix-huit à vingt ans elle a a été constamment sujette à des poussées subaiguës dans toutes les jointures des deux mains. Ces poussées revenaient tous les quinze jours et duraient environ deux ou trois jours.

Depuis l'âge de vingt ans, elle est restée dans un état stationnaire.

Actuellement, au cœur on trouve des signes très nets de rétrécissement mitral, roulement diastolique, souffle présystolique se prolongeant pendant la systole et dédoublement du deuxième bruit.

Insuffisance mitrale concomitante.

Pouls faible, petit, assez régulier.

Du côté des articulations : rien aux genoux. Aux pieds, de temps en temps, de légères poussées, mais pas de déformations apparentes.

Rien aux hanches, aux coudes ni aux épaules. Les déformations siègent surtout aux mains. A droite, poignet épaissi, saillie de l'apophyse styloïde du cubitus, tous les doigts sont déjetés en masse vers le bord cubital. C'est la main la plus impotente. Flexion du poignet très limitée, ankylose partielle. Pouce en extension forcée; les autres doigts en position normale, légères nouures.

A gauche, poignet déformé, à demi ankylosé et craquements; saillie énorme du radius ; la main tout entière est rejetée sur le bord cubital, mais les doigts restent dans l'axe des métacarpiens.

Depuis quelque temps la malade va plutôt mieux ; elle peut se servir de ses mains; elle travaille depuis quelques mois dans une usine à faire des cannettes.

Elle n'a pas eu de nouvelles poussées douloureuses depuis déjà longtemps.

Observation IV

(Service de M. le professeur Pierret, Asile de Bron.)
(Due à l'obligeance de M. Toy, chef de clinique.)

Manie à rechutes; plusieurs internements. — Phases d'excitation cérébrale alternant avec les poussées articulaires. — Rhumatisme articulaire aigu (trois poussées). — Rhumatisme chronique déformant. — Insuffisance mitrale.

Marguerite G..., quarante-deux ans, dévideuse.

Entrée le 22 juillet 1886. Avait été internée déjà deux fois à l'Antiquaille et une autre fois à l'Asile de Bron, le 31 juillet 1878. A cette date on avait déjà noté des déformations articulaires.

Antécédents. — Pas d'aliénés dans sa famille. Mère morte à quatre-vingt-six ans, rhumatisante et asthmatique. La malade avait cinq ans lorsque sa mère fut atteinte pour la première fois de rhumatisme polyarticulaire. Père mort d'apoplexie. Une tante maternelle rhumatisante. Elle aurait eu la fièvre muqueuse dans son enfance.

Première attaque de rhumatisme aigu à quatorze ans, localisée aux deux pieds.

Deuxième poussée à dix-huit ans qui intéressa les articulations des pieds, des poignets et des mains.

Troisième séjour en 1870, à l'Hôtel-Dieu pour une nouvelle poussée polyarticulaire; à cette époque, M. B. Teissier qui la soignait lui dit qu'elle avait un souffle à la pointe.

Etat des articulations à l'entrée. — Main gauche : tuméfaction des articulations métacarpo-phalangiennes ; les doigts sont légèrement fléchis; un peu d'atrophie musculaire de l'éminence thénar. Même chose à la main droite; immobilisation en demi-flexion. Immobilisation des poignets, les mouvements des mains sur les avant-bras sont difficiles et limités.

Déformations identiques aux deux pieds : arthrite métatarso-phalangienne du gros orteil qui est incliné vers l'axe du pied. Petit orteil en marteau, les autres ne sont pas déformés.

Exostoses à la partie supéro-antérieure de la diaphyse du tibia.

Pas de déviation de la colonne.

Elle accuse quelques douleurs dans les coudes, les poignets, les épaules et dans la tête.

Bon état général.

Souffle systolique à la pointe.

Rien aux poumons.

20 janvier 1894. — Elle souffre de ses douleurs rhumatismales, c'est la deuxième poussée depuis son entrée à l'Asile. Pas de température. Rien aux poumons. Au cœur, souffle systolique de la pointe.

Etat mental bon actuellement ; elle répond bien aux questions.

Les phases d'excitations alternent avec les poussées articulaires.

Mars 1894. — Elle fait une pneumonie droite qui guérit bien, mais ramène son état de délire. Les fluxions articulaires ont disparu.

Etat actuel. — (Mars 1897). Toujours même état mental. Pas de troubles oculo-papillaires. Obésité (81 kg.). Réflexes rotuliens normaux.

Pas de troubles de la sensibilité.

Rien aux poumons.

Au cœur : pas d'hypertrophie appréciable.

Insuffisance mitrale: souffle systolique en jet de vapeur, intense, qui se propage vers l'aisselle ; on l'entend aussi dans le dos.

Deuxième bruit un peu rude comme parcheminé. Pas de dédoublement. Rien à la palpation. Rythme régulier : ni faux pas ni intermittences. Aucun signe d'asystolie. Dyspnée.

Foie normal.

Fonctions digestives normales.

Adiposité de la paroi abdominale.

Examen des articulations : les deux mains présentent le même type de déformations. A gauche, le pouce est en Z et ne peut être ramené à la position rectiligne; mouvements très limités. Même disposition pour le pouce droit.

Les articulations métacarpo-phalangiennes sont très tuméfiées, surtout celles de l'index et du médius. Les phalanges sont en demi-flexion sur les métacarpiens ; les phalangines et phalangettes sont au contraire en extension. Tous les mouvements sont assez limités. Articulation radio-carpienne gauche : tuméfaction très légère. Mouvements d'extension de la main sur l'avant-bras très limités. Mouvements de flexion nuls.

Articulation radio-cubito-carpienne droite; flexion très limitée. Extension plus étendue.

Extension dorsale du volume d'une grosse noisette. La malade a toujours de temps en temps des poussées douloureuses. Elle souffre si elle serre les mains avec effort. La douleur apparaît aussi lorsqu'on cherche à augmenter l'amplitude des mouvements volontaires

Force musculaire diminuée aux deux mains. Atrophie des muscles de l'éminence thénar à gauche.

Pas de troubles trophiques de la peau ni des ongles.

Aux pieds, déformations symétriques à droite et à gauche. Subluxation en dehors du gros orteil, sur le métatarse, un peu plus accentuée à gauche. Le gros orteil passe en-dessous des autres.

Ankylose à angle droit des deux dernières phalanges du petit orteil.

Quelques craquements légers dans le genou droit.

Rien dans les autres articulations.

Urines : ni sucre, ni albumine.

Observation V (personnelle).

Incurables d'Ainay. (M. le Dr Contamin.)

Poussée subaiguë à dix-neuf ans. Rhumatisme chronique déformant. Marche progressive.

Rose D..., vingt-huit ans, couturière. Père mort d'une attaque. Mère morte en couches. 9 frères ou sœurs dont 5 morts. L'un à vingt et un ans de méningite tuberculeuse. Aucune maladie dans l'enfance. Jusqu'à l'âge de onze ans a vécu chez ses parents dans un appartement humide ; le mur était adossé à une source ou à un puits et suintait l'humidité. Depuis l'âge de onze ans elle a vécu à Lyon. Début du rhumatisme à dix-neuf ans par une *poussée subaiguë* au poignet et à la cheville du côté droit. Cette double localisation a persisté pendant huit mois à l'état très douloureux sans aucune généralisation, puis l'épaule droite a été prise quelque temps après. Ce n'est qu'après deux ans que le côté gauche a été envahi à son tour.

Début asymétrique. — Chaque articulation a été prise définitivement après la première atteinte ; il n'y a jamais eu de régression.

Actuellement toutes les articulations sont prises, sauf les hanches.

Aux membres supérieurs : les épaules sont douloureuses et tendent à l'ankylose. Elle ne peut soulever les bras ni les porter derrière la tête pour se coiffer.

Le coude gauche fonctionne assez bien, mouvement d'extension assez étendu ; à droite, mouvements très limités, ankylose presque complète.

Aux poignets : mouvements de flexion imperceptibles à gauche et ankylose totale à droite.

Aux mains : les articulations métacarpo-phalangiennes sont assez libres à gauche ; pas de déformation ni de déviation apparente. A droite, les deux articulations métacarpo-phalangiennes du médius et de l'index commencent à se prendre. Les articulations des deux premières phalanges sont complètement ankylosées, à l'index, à l'annulaire et à l'auriculaire ; celles du médius commencent à se prendre.

Pas de déviation des doigts ni de la main sur le bord cubital.

Asymétrie absolue dans les localisations des petites articulations.

Aux membres inférieurs : rien aux hanches. Les genoux sont pris des deux côtés, surtout à gauche, où les mouvements de flexion et d'extension sont limités. Craquements. Aux tibio-tarsiennes, ankylose presque complète à droite, incomplète à gauche. Raideur des métatarsiens et des orteils, mais pas de déformation. Bon état général. Ne tousse pas. Aucun trouble digestif.

Elle a eu la fièvre typhoïde il y a trois ans : pas de bains, antipyrine et quinine. Cette maladie aiguë n'a eu aucune action d'arrêt ni de progression sur sa maladie chronique ; seuls ses genoux seraient devenus plus raides à la suite de sa dothiénentérie.

Depuis trois ans elle est à peu près dans un état stationnaire ; cependant elle n'a pas de tendance à l'amélioration, au contraire, ses petites articulations des phalanges tendent plutôt à se raidir et marchent peu à peu insensiblement vers l'ankylose. Rien au cœur. Pas de lésions valvulaires.

Observation VI (personnelle).

Hôtel-Dieu (service de M. le professeur Teissier).

Rhumatisme articulaire aigu. Rhumatisme chronique fibreux. Tendance à la généralisation. Insuffisance et rétrécissement mitral. Insuffisance aortique.

Marie F..., vingt-deux ans, tisseuse. Mère atteinte de rhumatisme articulaire aigu, crises fréquentes, les unes aiguës nécessitant l'alitement ; les autres subaiguës. Ne présente pas de déformations.

Personnellement, à dix-huit ans, à la suite de surmenage sans froid, sans humidité, crise brusque de rhumatisme aigu polyarticulaire. Cette crise a traîné en longueur. Pendant six mois poussées successives. Après huit mois d'une assez bonne santé, elle a repris une deuxième crise de rhumatisme articulaire aigu, généralisée cette fois, à tendance chronique, car elle est restée environ un an au lit.

Ensuite, pendant plus de six mois, elle a pu travailler et aider sa mère, mais elle était raide, ses mouvements étaient gênés.

Enfin, depuis un an et demi elle est retombée tout à fait et n'a pas quitté le lit. Dès sa seconde attaque, ses épaules sont restées soudées et déformées.

Sa cardiopathie n'a été vue qu'à son entrée à l'hôpital.

Elle a souvent des poussées douloureuses subaiguës dans toutes les articulations.

Les premiers temps elle était soulagée par le salicylate et l'antipyrine ; mais, depuis quelque temps, elle souffre continuellement sans être soulagée.

Elle a des crampes dans presque toutes les articulations : genoux, doigts.

Tendance à la raideur des mouvements, elle peut à peine étendre ses jambes. Localisation à la colonne cervicale, immobilité. Pression douloureuse des apophyses épineuses. Douleurs sur les côtés de la colonne.

En somme, actuellement toutes les grandes articulations sont touchées, surtout les épaules très déformées projetées en avant et les genoux.

Il n'y a pas encore de déformations digitales, simplement quelques nouures ; mais les poussées douloureuses y sont fréquentes, les mouvements sont raides et douloureux, tout fait prévoir une déformation très prochaine des petites articulations.

La malade, de plus en plus impotente, est en train de devenir infirme et ne quitte plus le lit. Les deux derniers doigts de la main gauche sont déjà en légère flexion. Au cœur : insuffisance et rétrécissement mitral. Insuffisance aortique avec tous les signes typiques à l'auscultation. Atrophies musculaires considérables et généralisées surtout aux épaules (disparition des deltoïdes).

Urines : un peu d'albumiue.

Observation VII (personnelle).

Hôtel-Dieu (Service de M. Bouveret, suppléé par M. B. Lyonnet.)

Rhumatisme chronique déformant.

Joseph B,.., cinquante-trois ans, meunier, salle Sainte-Marguerite, n° 3. Sa mère avait eu du rhumatisme chronique déformant depuis l'âge de quarante-cinq ans.

Bonne santé habituelle, aucune maladie dans l'enfance, sauf la rougeole.

Depuis l'âge de vingt-six ans exerce la profession de meunier ; vivait au bord de l'eau ; son moulin était très humide, l'eau suintait le long des murs.

C'est vers l'âge de quarante-trois ans (il y a dix ans) que ses rhumatismes ont débuté. Il avait depuis quelque temps des fourmillements dans les doigts et les orteils ; il fut pris assez brusquement par une *crise subaiguë polyarticulaire* qui le retint au lit vingt-quatre ou trente-six heures. Toutes les grandes articulations, sauf les hanches, furent prises. Il guérit bien, put reprendre son travail, toutes les articulations redevinrent assez libres, sauf le pied droit, qui continuait à avoir de temps en temps des poussées subaiguës.

Puis le processus est devenu franchement chronique, sauf pour la main gauche, dans laquelle il a eu des poussées subaiguës de douze heures environ dans toutes les articulations phalangiennes (il y a quatre ans).

Actuellement, rien à l'épaule gauche, légère atteinte à droite. Rien aux coudes. Aux poignets : ankylose complète, douleur et gonflement à droite. Mouvements limités à gauche.

Aux doigts surtout le médius et l'auriculaire à droite avec déviation sur le bord cubital, presque rien à gauche.

Hanches : rien. Genoux : un peu de raideur des deux côtés.

Tibio-tarsiennes et orteils presque rien.

Au cœur : bruits sourds mal frappés, pointe difficile à sentir. Pas de souffle. Bruits réguliers, plutôt lents.

Rien aux autres organes.

Observation VIII (personnelle).

Hospice du Perron (M. Mouisset.)

Rhumatisme chronique à début subaigu. — Obésité.

Antoine F..., quarante-quatre ans, journalier, salle Sainte-Jeanne, n° 17. Son grand-père avait eu des douleurs. A seize ans il aurait eu les fièvres. Pas de syphilis, pas d'alcoolisme. A toujours été gros, à vingt ans pesait 80 kilogrammes. Pas d'humidité.

Il y a huit ans (à trente-six ans) début des douleurs tantôt à l'épaule, tantôt au poignet ou au genou. Survenaient brusquement, persistaient pendant une huitaine de jours. Elles provoquaient de *la tuméfaction articulaire avec douleur, chaleur et rougeur.* Parfois il était obligé de cesser son travail. Trois ou quatre accès semblables par an. Jamais de salicylate.

Il y a huit mois, raideur dans le genou gauche et la cheville droite, mais douleurs légères, torpides, pas comparables à celles éprouvées antérieurement Enflure du pied droit après le travail ; en même temps déformation des doigts. Pas de blennorragie. Pas de troubles digestifs

Rien aux poumons.

État actuel : Douleur et gonflement du genou gauche et de la cheville droite. Douleurs plus vives au pied qu'au genou. Les mouvements sont possibles.

Pas de choc rotulien. Pas de fluctuation. Légère crépitation neigeuse au genou. Marche pénible au début, se fait mieux au bout d'un moment, quand le malade s'est échauffé.

Déformation des doigts en fuseau ; le 4e et le 5e à droite, le 5e à gauche sont en demi-flexion et ankylosés.

Au cœur, pointe difficile à sentir dans le cinquième espace ; au niveau du mamelon premier bruit normal ; deuxième bruit dédoublé. Dilatation légère du cœur droit. Galop droit. Pas d'albumine.

Observation IX (personnelle).

Hôtel-Dieu (Service de M. le professeur Tessier.)

Rhumatisme articulaire aigu. — Arthrite rhumatismale chronique de la hanche droite : tendance à la généralisation des douleurs. — Sciatique droite. — Double souffle systolique et diastolique de la base. — Exagération des réflexes. — Douleur lombaire très vive.

Louis S..., quarante-cinq ans, mécanicien, salle Sainte-Jeanne, n° 23. Pas d'antécédents héréditaires. Pas de syphilis. Pas d'alcoolisme. Pas d'impaludisme. Diarrhée de Cochinchine.

A trente-sept ans,rhumatisme articulaire aigu aux deux genoux, douleur très vive, traitements variés. Impotence de trois mois, puis guérison aux Eaux de Bourbon l'Archambault.

Depuis dix ans habite au Brésil. Fait de nombreuses courses à cheval. Depuis dix-huit mois début de sa maladie. Gêne fonctionnelle de la cuisse droite, ne peut monter à cheval, écartement impossible. Au bout de quelque temps douleurs très vives localisées à la hanche. Il fut obligé de garder le lit, le moindre mouvement était douloureux.

Douleur disparaît peu à peu, mais impotence persiste. Atrophie.

Actuellement : Marche en boitant toujours, faiblesse et impotance fonctionnelle, à droite les mouvements provoqués sont limités, surtout l'abduction de la cuisse. Flexion incomplète. Ces deux mouvements forcés deviennent douloureux et entraînent le bassin.

Percussion sur le grand trochanter sensible, mais peu douloureuse. Points de sciatique à la cuisse, creux poplité mollet.

Réflexes plutôt exagérés. Sensibilité normale. Atrophie notable à droite, fesse aplatie, pli abaissé. Cuisse 4 cm. 1/2 de moins. Jambe 1 cm. 1/2 de moins. Pas de diminution de la contractilité faradique. Pas de réaction de dégénérescence.

Rien à la colonne, pas de déformation, pas de douleur à la percussion. Un peu d'ensellure lombaire. Quelques craquements dans la hanche droite.

Déformation des doigts déjetés sur le bord cubital avec renflements articulaires. Pas d'arthrites des petites articulations. Deux nodosités rhumatismales sous-cutanées à l'avant-bras gauche.

Au cœur : double souffle systolique et diastolique de la base. Double souffle crural de Durozier douteux.

Février 1897. — Depuis environ un mois et demi le malade va plus mal, après avoir eu une amélioration notable, les douleurs et la gêne fonctionnelle ont reparu. Il se plaint de poussées douloureuses avec quelques craquements dans les autres articulations, surtout les épaules. On trouve un point très douloureux à la pression dans la colonne lombaire sur deux à trois travers de doigts.

Le malade a de la peine à se baisser. Douleur. Les réflexes rotuliens sont beaucoup exagérés.

Observation X (personnelle.)

Hospice du Perron (MM. Renaut et Mouisset).

Rhumatisme articulaire aigu. — Rhumatisme chronique déformant. — Myocardite.

R..., soixante-deux ans, journalier, salle Saint-Paul, n° 11.

Pas de rhumatisants dans sa famille ; pas de maladies graves à signaler. Quelques traumatismes dans l'exercice de sa profession. Bonne santé habituelle.

En 1871, à quarante ans, le malade eut une première attaque de rhumatisme articulaire aigu. Début par le poignet droit, puis les coudes, puis les membres inférieurs. A la suite de cette crise de rhumatisme, il a continué à éprouver des douleurs articulaires ; puis des attaques analogues à la première se reproduisant presque chaque année, et chaque fois le malade restait à leur suite pendant deux ou trois mois au lit.

Les mouvements se limitèrent de plus en plus et bientôt il lui fut impossible de travailler. Deux saisons à Aix-les-Bains sont restées sans résultat.

A son entrée, les articulations du coude et de l'épaule sont libres; les articulations du poignet et des doigts présentent des mouvements limités. A l'auriculaire droit, rougeur diffuse à l'articulation phalangino-phalangettienne.

Aux membres inférieurs, nombreux craquements, surtout dans les genoux.

A droite, le gros orteil est complètement soudé en ligne droite au premier métatarsien. La deuxième phalange est renversée à angle droit sur la face dorsale de la première. La première phalange des deuxième et troisième orteils tend à se renverser en arrière sur les métatarsiens correspondants.

Le genou droit est un peu plus volumineux que le gauche; rotule presque immobile. Mouvements très limités, marche difficile, articulation tibio-tarsienne presque immobile. Pas de douleurs spontanées, mais provoquées par les mouvements. Pas de troubles trophiques et vaso-moteurs. Rien aux poumons, rien au cœur. Urines, pas d'albumine.

Etat actuel, février 1897. — Les articulations sont assez libres; pas de douleurs articulaires. Il existe toujours de l'ankylose des deux poignets et de l'épaule droite.

Déformation très accentuée aux orteils, presque rien aux doigts.

Pas de troubles de la sensibilité.

Réflexes normaux. Pas de troubles trophiques ni vaso-moteurs, pas d'atrophie musculaire. Tendance à la contracture des muscles fessiers. Œdème énorme des membres inférieurs. Essoufflement. Myocardite. Pas d'albumine.

15 mars 1897. — Le malade a depuis quelques jours une poussée subaiguë dans les coudes et surtout le genou droit, avec gonflement énorme, douloureux, rougeur et chaleur locale. La douleur est très vive. La température rectale est de 38°4.

Observation XI (personnelle).

Hospice du Perron (M. Mouisset).

Rhumatisme chronique déformant.

Mme D..., soixante-deux ans, salle Ferrez, n° 28. Mère rhumatisante, était retenue au lit par ses rhumatismes pendant qu'elle nourrissait sa fille. Elle est restée douze ans au lit sans pouvoir marcher, puis elle a guéri. Pendant les quatre dernières années de sa vie, elle a pu marcher sans béquilles. Morte d'une fluxion de poitrine.

Notre malade a commencé à avoir des douleurs dans les mains vers dix-huit ans; elle ne pouvait laver.

Depuis elle a eu de nombreuses poussées subaiguës successives, toutes les articulations ont été prises.

Elle est impotente depuis cinq ans seulement ; elle continue à subir des poussées ; tantôt va mieux, tantôt plus mal. Actuellement, toutes les grandes articulations sont prises, sauf la hanche gauche. Les épaules et les poignets sont les plus atteints.

Pas de déformation des doigts ni des orteils. Assez bon état général. Rien aux poumons ni au cœur.

Observation XII.

Hospice du Perron (M. le professeur Renaut).

Rhumatisme chronique avec poussée aiguë tardive.

Marie Ch..., cinquante-neuf ans, dévideuse, salle Sainte-Marie, n° 18. Rien dans ses antécédents héréditaires. Pas d'antécédents pathologiques. Réglée à dix-huit ans.

Début insidieux. A vingt ans, sans aucune cause appréciable, la malade commença à ressentir des douleurs dans les genoux et les cuisses ; malgré cela, elle continua son travail et, après six mois d'une douleur sourde et légère sans le moindre état fébrile, les membres inférieurs avaient subi la déformation que l'on constate aujourd'hui. Ils sont complètement déjetés en dehors et à droite de l'axe vertical du corps ; pendant la marche, la cuisse forme avec le bassin un angle aigu et la jambe reste à demi-fléchie pour élargir sa base de sustentation, qui est considérablement réduite. La malade est obligée de se servir de béquilles. Les genoux sont déformés et augmentés de volume, les jambes au contraire sont considérablement atrophiées. Douleurs, surtout l'hiver. Rien au cœur.

En mars 1895, poussée aiguë ou subaiguë. La malade est prise d'une poussée rhumatismale généralisée assez intense nécessitant son séjour au lit et l'administration de salicylate de soude.

Urines, pas d'albumine.

Observation XIII (personnelle).

Hospice du Perron (M. Mouisset).

Rhumatisme chronique déformant. — Début aigu.

M. B..., cinquante-cinq ans, boucher, salle Saint-Emile, n° 21. Un oncle rhumatisant (rhumatisme chronique déformant). Un frère et une sœur aussi. Le frère a débuté par du rhumatisme articulaire aigu, la sœur a eu un début chronique d'emblée. Bonne santé habituelle.

A quarante-deux ans, accident : écrasement de la jambe droite et amputation.

Vers quarante-trois à quarante-quatre ans, rhumatisme articulaire aigu du genou gauche. Huit jours de lit. Tuméfaction, douleur et rougeur.

Pendant six ans, poussées successives fréquentes prenant à peu près toutes les articulations et nécessitant chaque fois l'alitement.

Après cette période, les crises sont devenues plus longues et moins intenses (phase subaiguë) ; le malade était immobilisé pendant des semaines ; puis passage à l'état chronique.

Etat actuel, février 1897. — Le malade conserve seulement de la douleur dans l'épaule droite, le genou et le pied gauches.

Déformations assez marquées des doigts des deux côtés ; nouures mais pas de déviations de l'axe des doigts.

Mouvements de flexion un peu limités et douloureux. Au pied, le gros orteil seul est atteint, tuméfaction, gêne fonctionnelle. Depuis deux mois, n'a pas eu de nouvelles poussées. Pas d'atrophie. Aucun trouble myélopathique. Rien au cœur. Pas d'impotence fonctionnelle. Marche assez bien avec une béquille. Urines : ni albumine, ni sucre.

Observation XIV (personnelle).

Hospice du Perron (MM. Renaut et Mouisset).

Rhumatisme chronique déformant à début chronique. Souffle mitral.

Clémence A..., soixante-trois ans, brodeuse, salle Saint-Anne, n° 8.

Rien dans ses antécédents héréditaires. La malade a toujours eu une santé délicate; elle est nerveuse, et impressionnable. Pas de maladies dans l'enfance. Réglée à dix-sept ans. Ménopause à cinquante ans ; ne s'est pas mariée.

A vingt ans elle a habité pendant un an et demi dans un endroit légèrement humide.

A vingt-deux ans elle aurait eu une gastrite. Vomisssements fréquents pendant un an, douleurs vives avec exacerbations pendant la période digestive; jamais d'hématémèse. Depuis elle a continué à avoir des digestions pénibles. Avant ces troubles gastriques, la malade souffrait déjà de douleurs vagues articulaires, sans signes locaux, mais elles se seraient aggravées pendant la période gastrique.

Vers trente-cinq ans elle présente une nouvelle poussée rhumatismale avec gonflement des poignets et du dos des mains, mais le gonflement disparaît bientôt sans laisser de traces ni de raideur.

A quarante-six ans, pendant le grand hiver de 1879-1880, elle eut une *poussée subaiguë* de douleurs articulaires généralisées très vives avec gonflement et rougeur au niveau surtout des orteils et des doigts.

Le gonflement des jointures mit trois années à disparaître, la malade fut améliorée à cette époque par trois séjours successifs à Aix-les-Bains; mais à mesure que le gonflement disparaissait, les doigts commençaient à se déformer. Un an après le début, le coude gauche était envahi, puis, sept ans après, le genou droit et ainsi de suite.

A son entrée au Perron, la malade était impotente, marchait péniblement avec des béquilles.

Les doigts sont notablement déformés, les articulations sont tuméfiées, les extrémités osseuses hypertrophiées. Mouvements limités. Les poignets sont raides, surtout le droit. Le coude gauche est demi-fléchi ; les mouvements d'extension, pronation et supination sont limités et douloureux. Articulation déformée et douloureuse.

Rien au coude droit ni aux épaules. Genou droit, tuméfaction considérable de l'articulation ; la jambe est demi-fléchie et ne peut être étendue complètement. Tentatives de mouvements et pressions douloureuses. Rotule immobile; les extrémités osseuses semblent élargies.

Les orteils ne sont pas sensiblement déformés. Rien aux hanches.

La malade ressent dans toutes ses jointures des douleurs fréquentes et vives, spontanées, l'empêchant parfois de dormir ; réveillée par le moindre mouvement.

Au cœur, pointe dans le cinquième espace au-dessous et en dedans du mamelon.

A la palpation, léger frémissement présystolique ; à l'auscultation, souffle systolique à la pointe sans propagation bien nette. Pouls régulier.

Urines : ni sucre, ni albumine.

Etat actuel (février 1897). — Depuis son entrée au Perron, le rhumatisme s'est généralisé, toutes les articulations qui étaient saines à l'entrée (hanches, épaules, coude droit, genou gauche, etc.) ont été atteintes successivement. Les déformations persistent, surtout marquées aux mains, avec ankyloses nombreuses des diverses articulations phalangiennes et déviation sur le bord cubital.

Mais, depuis dix mois, *amélioration considérable* : toutes ses articulations vont mieux, elle n'en souffre à peu près plus et *elle peut marcher sans béquilles.*

Observation XV

Hôtel-Dieu (Service de M. le professeur Renaut).

Rhumatisme chronique déformant.

Antoinette A..., quarante-neuf ans, cultivatrice. Pas de rhumatisme dans sa famille. Mariée, a eu sept enfants, dont trois morts. Aucune maladie antérieure, sauf à vingt et un ans, où elle aurait eu une maladie indéterminée pendant une grossesse.

A toujours été bien surmenée, travaillant dans les champs à la campagne, mais pas d'habitation humide.

Réglée à seize ans. Ménopause à quarante-huit ans. C'est depuis sa ménopause, qui date de dix-huit mois environ, qu'elle a commencé à avoir des douleurs dans les doigts et aux deux mains, puis aux orteils, aux talons, aux cous-de-pied, aux genoux et un peu aux hanches. Enfin aux épaules, coudes et poignets.

Jamais les douleurs ne siégeaient dans toutes ces articulations à la fois, mais revenaient par poussées successives fréquentes, presque tous les mois. Elles duraient chaque fois trois à quatre jours.

Actuellement, légère déformation des doigts, tendance aux nouures. Pas de déviation de l'axe des doigts. Les articulations métacarpo-phalangiennes du médius et de l'index à droite sont gonflées, hypertrophie des extrémités osseuses. Les poignets (articulation du carpe) sont gonflés des deux côtés.

Quelques déformations légères aux orteils. Ce sont les genoux dont elle souffre le plus en ce moment, ils sont gonflés sans rougeur locale. Les autres articulations sont assez libres. Rien au cœur, rien aux poumons.

On trouve un seul ganglion dans l'aisselle, du côté droit, mais la malade a eu récemment deux topiques sur l'épaule correspondante. Rien dans les aines. Pas d'amyotrophie bien marquée, cependant les mollets sont flasques. Pas de troubles trophiques.

Observation XVI

Hôtel-Dieu (service de M. le professeur Renaut).

Rhumatisme chronique. — Péricardite ancienne. Symphyse du péricarde. — Mort par broncho-pneumonie.

Louise B..., soixante-cinq ans, journalière. Rien dans ses antécédents héréditaires. Pas de maladie dans l'enfance. Fièvre typhoïde à vingt-cinq ans. Fracture traumatique de la cuisse l'an dernier.

Jamais de rhumatisme articulaire aigu.

Début de son rhumatisme chronique à cinquante-huit ans par des douleurs continues suivies de déformations des jointures allant en augmentant progressivement.

Elle entre pour une affection pulmonaire qui a débuté il y a quatre semaines par un point de côté à droite, des frissons et de la toux. Elle présente actuellement tous les signes d'une broncho-pneumonie grave : toux, dyspnée, râles sous-crépitants, etc.

Les douleurs dans les jointures ont complètement disparu depuis un an environ. Elles étaient autrefois continues, sans poussées inflammatoires, sans tuméfaction, toujours limitées aux poignets et aux mains. On constate actuellement des déformations très accusées.

A la main droite, ankylose complète du poignet ; intégrité du pouce, flexion des doigts sur la main d'autant plus accusée qu'on se rapproche davantage du bord cubital.

Les quatre derniers doigts déviés de leur axe sont déjetés en masse vers ce bord.

A la main gauche qui a été la première atteinte, ankylose complète du poignet sans tuméfaction appréciable. Ankylose de l'articulation carpo-métacarpienne du pouce. Les déformations portant sur les autres doigts sont à peu près les mêmes qu'à droite.

Aux membres inférieurs un peu de tuméfaction des genoux dont tous les mouvements sont possibles.

Orteils en marteau.

Au cœur, frottements péricardiques.

Rien du côté des voies digestives.

Les urines contiennent de l'albumine.

Mort par broncho-pneumonie.

Autopsie. — Aux poumons pus grisâtre dans les petites et moyennes bronches, Induration du parenchyme pulmonaire.

Adhérences des sommets. Pas de tubercules. Cœur feuille morte. Symphyse complète du péricarde.

Ankylose osseuse très marquée des poignets, disparition des interlignes, fusion des surfaces articulaires. Infiltration graisseuse énorme des os.

Même processus dans les articulations des phalanges mais pas toutes à un degré aussi avancé.

Radiographie des pièces anatomiques.

Observation XVII (personnelle).

Hospice du Perron (MM. Renaut et Mouisset.)

Rhumatisme chronique déformant. — Aortite chronique. Dilatation de l'aorte.

Françoise B..., cinquante-trois ans, tisseuse, salle Sainte Marguerite, n° 16. Antécédents héréditaires inconnus (enfant de la Charité). Variole dans l'enfance.

Réglée à dix-sept ans, ménopause à cinquante ans. Pas mariée. Malade un peu nerveuse. Troubles gastriques pendant un an environ de dix-neuf à vingt ans.

Début insidieux des douleurs à dix-neuf ans dans les genoux et les pieds; elle ne s'est pas mise au lit; ces douleurs revenaient tous les ans.

A quarante-deux ans, à la suite d'une chute sur la glace, elle peut se relever et faire quelques pas, mais après, la marche devient très difficile, puis impossible; elle entre à l'hôpital de la Croix-Rousse et reste trois ans au lit sans pouvoir marcher; elle pouvait bouger ses jambes dans son lit (pas de paralysie); pas de troubles de la sensibilité, sauf quelques douleurs rhumatoïdes dans les jointures.

Au bout de ces trois ans, elle entre au Perron en 1881; au bout d'un an elle peut commencer à marcher, mais les douleurs deviennent plus fortes et augmentent avec les variations atmosphériques.

Février 1889. — La malade est anémique, la marche se fait péniblement, à petits pas. Elle se tient courbée, accuse des douleurs dans toutes les articulations.

Les articulations des doigts sont déformées, flexion à angle presque droit de l'annulaire et de l'auriculaire. Gonflement des surfaces articulaires sans nodosités proprement dites. Craquements.

Dans les grandes articulations (genoux, coudes), on trouve aussi du gonflement des surfaces et des craquements.

Au cœur, légère voussure précordiale. Pointe dans le sixième espace.

A la base, souffle systolique fort, maximum au niveau de la troisième articulation chondro-sternale droite. Se propage vers l'appendice xiphoïde et aussi dans les vaisseaux du cou.

On trouve à la partie moyenne des régions sus et sous-claviculaires une tumeur saillante, dure, de la grosseur d'un œuf de pigeon qui donne au doigt un thrill intermittent. Cette tumeur est soulevée par des mouvements d'expansion ; on y entend un souffle systolique fort qui paraît la continuation de celui de la base.

A la pointe, souffle systolique avec propagation vers l'appendice xiphoïde et dans l'aisselle.

Quelques rares intermittences.

Rien aux poumons.

Urines : ni albumine, ni sucre.

Etat actuel (février 1897). — La malade va assez bien. L'impotence est peu marquée. Les déformations portent surtout sur les doigts et les orteils. Ankylose de quelques phalanges. Les grandes articulations sont assez libres, sauf les épaules qui ont encore un peu de raideur.

Quelques nodosités fibreuses douloureuses sur le trajet des tendons.

Observation XVIII (personnelle).

Hospice du Perron (MM. Renaut et Mouisset).

Chorée dans l'enfance. — Hystérie et contractures. — Rhumatisme chronique déformant.

Rosalie C..., soixante ans, tisseuse, salle Ferrez, n° 4. Mère morte cardiaque. Son père a eu une hémiplégie, suite d'hémorragie cérébrale. Dix-sept frères ou sœurs. Pas de rhumatisants dans sa famille.

Chorée de Sydenham à huit ans. Réglée à douze ans. A quinze ans, crises d'hystérie avec sensation de boule survenant surtout au moment des règles. Depuis une vingtaine d'années, elle s'est aperçue que ses deux doigts auriculaires se déformaient, se repliaient et étaient souvent le siège de contractures douloureuses.

Six ans avant son entrée au Perron, elle a pris une hydarthrose énorme du genou et de l'articulation tibio-tarsienne à droite. Application de teinture d'iode sans résultat à l'hôpital de la Croix-Rousse.

Après sa sortie, sa jambe se fléchissant de plus en plus sur sa cuisse, elle entre de nouveau à la Croix-Rousse, dans le service de M. Pollosson. La traction continue avec 8 kilogrammes étant restée sans résultat, le chirurgien se décide à faire la section des tendons fléchisseurs, immobilisation dans un appareil silicaté.

Depuis deux ans cette femme a vu se déformer ses orteils d'abord au pied droit, puis à gauche.

Les déformations se sont accompagnées de contractures douloureuses des fléchisseurs.

A son entrée, la malade a quitté son silicate depuis un mois; le genou droit est toujours douloureux, déformé et un peu hypertrophié. Les mouvements sont impossibles, la moindre tentative de flexion provoque des cris de douleur. Quelques craquements dans le genou gauche.

Les orteils sont déformés, les têtes des premiers métatarsiens font une saillie angulaire en dedans. Les orteils ne présentent que des mouvements très limités ; ils sont le siège parfois, pendant la nuit, de contractures douloureuses.

A la main, déformations très limitées et réduites à celles des doigts auriculaires. Les fléchisseurs des doigts de la main droite sont parfois le siège de contractures douloureuses.

Sensibilité : hémianesthésie de tout le côté droit, mais incomplète.

Anesthésie de la conjonctive à droite.

Réflexe pharyngien diminué. Pas d'ovaralgie.

Par moment un peu de diplopie. Pas de dyschromatopsie.

Rétrécissement léger du champ visuel à droite.

L'ouïe est également diminuée du même côté.

Pas de modifications du goût.

Rien aux poumons.

Au cœur, pas de souffle, dédoublement du deuxième bruit à la base. Pouls régulier.

Rien du côté des voies digestives.

Urines : ni sucre, ni albumine.

Pendant son séjour, la malade a présenté des douleurs de sciatique du côté droit qui ont persisté assez longtemps.

Etat actuel (février 1897). — La malade va assez bien, les mêmes déformations persistent, elles ne se sont pas accentuées.

Observation XIX (Personnelle).

Hospice du Perron (MM. Renaut et Mouisset).

Rhumatisme chronique déformant.

Adrienne C..., quarante-six ans, raccommodeuse de dentelles, salle Ferrez, n° 39.

Pas d'antécédents héréditaires rhumatismaux. La malade entre en même temps que sa sœur couchée au n° 40 et atteinte de la même maladie.

Aucune maladie antérieure.

Début vers trente-trois ans des douleurs rhumatismales. Elle habitait depuis neuf ans dans une maison humide et froide. Début lent et insidieux dans les poignets par des douleurs intermittentes plus accusées le matin ; puis les doigts, les pieds, les coudes, les épaules et enfin les genoux furent envahis.

Les déformations se sont montrées dès la première année et sont allées sans cesse en augmentant. Jamais de rhumatisme aigu. A son entrée, la marche et la station debout sont impossibles. Mouvements des membres supérieurs assez étendus.

Les pieds présentent des déformations peu importantes, mais sont douloureux à la pression. Les articulations tibio-tarsiennes sont légèrement tuméfiées, peu douloureuses.

Les genoux sont ankylosés et déformés, saillie des surfaces osseuses, immobilité de la rotule, extension complète impossible.

Rien à la hanche gauche, la droite est douloureuse.

Les épaules sont douloureuses et ne permettent que des mouvements restreints.

Coudes douloureux, peu déformés, mouvements conservés. Poignets indemnes.

Ses deux mains sont très déformées, presque toutes les articulations sont atteintes et douloureuses. Gonflement de chacune des articulations métacarpo-phalangiennes qui sont d'autant plus déformées qu'on se rapproche du bord radial de la main. Tous les doigts sont déviés en masse sur le bord cubital. L'articulation temporo-maxillaire, qui aurait été atteinte à un moment donné est bien libre aujourd'hui, ainsi que la colonne cervicale. Amaigrissement considérable. Bon état général. Rien au cœur.

Rien aux poumons.

État actuel (février 1897). — La malade a eu une amélioration marquée l'été dernier. Elle pouvait marcher un peu avec des béquilles. Avec la mauvaise saison, recrudescence de ses douleurs, elle n'a pas quitté son lit depuis trois mois.

Mêmes localisations et déformations que précédemment, mais plus accusées et en plus les deux poignets sont pris, surtout le droit, aux trois quarts ankylosé. Les pieds sont déformés, saillie interne du premier métatarsien et déviation en dehors des orteils.

Atrophie musculaire. Peau lisse, mince et brillante.

Un peu de névropathie.

Tendance vers la phase myélopathique.

Observation XX (personnelle).

Hospice du Perron (MM. Renaut et Mouisset).

Rhumatisme chronique déformant.

Marie C..., cinquante-trois ans, raccommodeuse de dentelles, salle Ferrez, n° 40.

Pas d'antécédents rhumatismaux dans sa famille. Aucune maladie antérieure, sauf la fièvre typhoïde à quatorze ans. Elle vivait avec sa sœur couchée au lit voisin pour la même maladie, elles habitaient ensemble une maison humide du quai Saint-Vincent. Ce n'est que vers l'âge de cinquante ans qu'elle a ressenti ses premières douleurs. Sa sœur a été prise beaucoup plus tôt et souffrait déjà depuis neuf ans quand cette dernière a commencé.

Début insidieux : doigts raides le matin, puis douleurs dans les deux genoux, sans rougeur ni gonflement, mais gêne de la marche.

Les poignets et les épaules furent atteints ensuite.

A son entrée : marche impossible. Station debout ne peut être maintenue, les genoux cédant.

Les mouvements sont très limités aussi aux membres supérieurs.

Les deux pieds sont symétriques, les orteils déviés en masse sur le bord externe.

Aux genoux, légère flexion, extension complète impossible. Tuméfaction. Pas de douleurs spontanées, mais douleur très vive à l'occasion des mouvements communiqués et à la pression. Craquements des deux côtés.

Rien aux hanches ni à la colonne.

Aux membres supérieurs, déformations peu marquées des doigts. Les deux poignets sont ankylosés en position vicieuse.

Les deux coudes sont un peu tuméfiés, presque ankylosés. Les épaules ne sont douloureuses qu'à une pression profonde.

Dans les articulations atteintes, pas de rougeur, ankylose ou tendance à l'ankylose, craquements, pas de laxité ligamenteuse.

Rien aux autres organes : cœur, poumons, etc.

État actuel (février 1897). — La malade n'a aucune tendance à l'amélioration, son affection suit toujours une marche progressive. Impotence presque absolue, ne peut ni marcher ni se tenir debout. Passe sa vie dans un fauteuil, a beaucoup de peine pour manger. Les articulations temporo-maxillaires et les vertèbres cervicales sont prises.

Toutes les grandes articulations sont prises, presque rien aux mains. La main gauche est complètement libre, ni raideur ni déviation.

A la main droite, quelques raideurs dans les articulations phalangino-phalangettiennes, mais sans déformation ni déviation. Assez bon état général.

La peau n'est pas amincie et brillante comme chez sa sœur. Elle n'est pas non plus épaissie.

Aucun signe myélopathique.

Observation XXI

Hospice du Perron (M. le professeur Renaut.)

Rhumatisme chronique déformant.
Coliques hépatiques anciennes.

Claudine D.., soixante-seize ans, repasseuse, salle Ferrez, n° 6. Pas d'antécédents héréditaires.

Bonne santé habituelle.

Réglée à vingt et un ans. Ménopause à quarante ans. La ménopause aurait été suivie de l'apparition de coliques hépatiques ; elle a eu de l'ictère au moins deux fois. Rhumatisme ayant débuté à quarante-six ans d'une façon insidieuse et chronique ; la malade habitait une maison humide.

Elle présente des déformations au niveau des articulations des phalanges des deux côtés.

L'observation est muette sur l'état des grandes articulations et des organes viscéraux.

Observation XXII (personnelle.)

Hôpital de la Croix-Rousse (Service de M. Josserand, suppléé par M. Roque.)

Rhumatisme chronique déformant.—Insuffisance mitrale. Autopsie.

Jean G..., quatre-vingts ans.

N'a jamais eu de rhumatisme articulaire aigu. Entre dans le service en février 1897 pour des douleurs dans les deux épaules et dans le cou (torticolis douloureux).

On constate une poussée de rhumatisme chronique dans les deux épaules : craquements, mouvements limités, douleur. Ni rougeur ni gonflement.

Les douleurs étaient très vives, surtout à droite, et avaient nécessité une application de salicylate de méthyle.

Rhumatisme de la colonne cervicale avec déviation, immobilité de la tête. Douleur à la moindre tentative de mouvement.

Aux mains, saillies anormales, nouûres aux articulations des deuxième et troisième phalanges, des deux pouces et de l'index gauche.

Le malade n'en souffre pas actuellement.

Rien aux autres articulations.

Rien aux pieds ni aux orteils.

Au cœur : souffle systolique d'insuffisance mitrale propagé dans l'aisselle.

Pas d'albumine dans les urines.

Mort par asystolie.

Autopsie le 14 février 1897. — Articulation scapulo-humérale droite. Synoviale distendue enflammée avec prolongements extra-articulaires ; contient une certaine quantité de liquide.

Surfaces articulaires très rugueuses de part et d'autre : tête humérale et cavité glénoïde de l'omoplate. Disparition par places du cartilage d'encroûtement qui est partout raréfié.

Epaississement des tractus conjonctifs péri-articulaires, mais le processus le plus actif est intra-articulaire, l'inflammation péri-articulaire moins active paraît secondaire et comme provenant de la première.

Au cœur : une tache laiteuse vers la pointe; pas de péricardite.

A l'épreuve de l'eau, insuffisance mitrale très marquée. Rien à l'orifice aortique.

A l'examen, restes très manifestes d'une endocardite déjà ancienne, contractions très dures sur le bord adhérent des valves de la mitrale, tout le tour et en dessous du côté du ventricule gauche. Ces concrétions se continuent par la valve aortique, dans la direction de l'aorte, on en retrouve quelques-unes plus petites dans chacun des trois nids de pigeon et aussi autour de l'orifice des coronaires. Au-dessus, l'aorte est souple sans athérome.

Dilatation marquée du cœur droit : oreillette et orifice tricuspidien.

Rien de particulier aux autres organes.

Observation XXIII

Hospice du Perron (M. le professeur Renaut).

Rhumatisme chronique déformant.

Marie-Augustine G..., cinquante-neuf ans, salle Ferrez, n° 35. Pas d'antécédents héréditaires. Aucune maladie sérieuse, quelques rhumes ou indispositions passagères. Affection oculaire à l'âge de huit ans que la malade ne peut préciser. A vingt-trois ans, on fait l'énucléation de l'œil gauche. Depuis environ sept ans, sa vue a beaucoup baissé, mais elle distinguait encore la nuit du jour, actuellement elle n'y voit plus du tout.

Ses douleurs rhumatismales ont débuté d'une façon insidieuse, vers cinquante-six ans, d'abord dans les reins, les mains, puis les épaules et les membres inférieurs. Ces douleurs siègent au niveau des articulations, sont exagérées par la pression, mais sont surtout spontanées la nuit, *parfois si vives qu'elles arrachent des cris à la malade.*

Actuellement. — Déformation des petites articulations des deux mains, des deux poignets, surtout le droit. Rien aux coudes. Aux épaules, quelques craquements à droite, rien à gauche. Genou droit tuméfié, craquements. Rien aux hanches ni aux tibio-tarsiennes.

Œdème qui gêne l'examen du pied.

Rien au cœur ni aux poumons. Marche très difficile à cause de la cécité et de la difficulté de la station.

Observation XXIV (personnelle).

(Malade de M. le professeur Bondet).

Rhumatisme chronique déformant.

G..., vingt-cinq ans, n'a aucun rhumatisant dans sa famille; quelques parents sujets à des douleurs rhumatoïdes, sans localisation articulaire. Bonne santé habituelle.

Pendant son service militaire, a couché sous la tente trois nuits de suite dans un endroit humide, en contrebas et imprégné d'eau. Au bout de deux mois, il a vu débuter ses déformations articulaires des mains par les deux index presque simultanément et avec des poussées douloureuses. Les autres articulations ont été envahies peu à peu les unes après les autres, sans rien qui ressemble à des poussées rhumatismales aiguës.

Actuellement, toutes les articulations métacarpo-phalangiennes et inter-phalangiennes sont prises des deux côtés, sauf celles de l'annulaire de la main droite. Toutes ces articulations sont plus ou moins ankylosées, ne permettent que des mouvements très limités et sont le siège de nombreux craquements. Mouvements de latéralité dans les phalangettes. Déviation très marquée des mains et des doigts vers le bord cubital; légère flexion de tous les doigts. Les deux poignets sont aussi atteints de déformation, gonflement, mouvements limités. Rien aux grandes articulations (coudes, épaules, hanches, genoux).

Légères déformations des orteils encore peu accentuées.

Observation XXV

Hospice du Perron (MM. Renaut et Mouisset).

Rhumatisme chronique déformant. — Iritis double. Albuminurie.

Jean-Baptiste M..., quarante-deux ans, serrurier, salle Saint-Lazare, n° 19.

Pas d'antécédents rhumatismaux. Variole en 1886, n'ayant pas laissé de traces. Pas de syphilis. Alcoolisme manifeste.

Début à trente-quatre ans par le pied gauche; gonflement sans grande douleur, ne se met pas au lit.

A trente-huit ans, épaule droite bien prise, très douloureuse, est obligé de se mettre au lit.

Bientôt les deux hanches sont prises, puis les genoux. Depuis, les hanches ont toujours été malades et ont abouti à l'ankylose double. Il a fait plusieurs séjours à l'hôpital de la Croix-Rousse, puis entre au Perron.

A son entrée : est presque impotent, son corps paraît soudé tout d'une pièce.

Les membres inférieurs sont raides et incapables de faire un mouvement. Craquements. Force musculaire beaucoup diminuée.

Les efforts s'accompagnent de tremblement musculaire. La plupart des muscles sont en contracture.

La colonne vertébrale ne peut se fléchir ni s'étendre ; tête immobilisée en extension avec rotation à gauche.

Les mâchoires sont restées mobiles.

Les épaules et les articulations des membres supérieurs sont peu lésés ; quelques craquements. Les doigts ont conservé presque toute leur souplesse ; une ou deux articulations sont déformées et élargies, mais sans position vicieuse.

Rien au cœur ni aux poumons.

Etat actuel, février 1897. — Le malade souffre beaucoup des yeux depuis quelque temps. Iritis double, pas d'autre cause que le rhumatisme. Mêmes localisations articulaires que précédemment, mais impotence peut-être plus marquée encore.

Rechutes et rémissions successives. Les membres supérieurs sont beaucoup moins pris que les inférieurs.

Les mains sont toujours libres, sauf deux articulations (pouce et index droits).

Urines contiennent de l'albumine.

Observation XXVI (personnelle).

Hospice du Perron (M. Mouisset).

Rhumatisme chronique des grandes articulations. Rien aux doigts ni aux orteils.

Frédéric Mar..., trente-sept ans, tisseur, salle Saint-Lazare, n° 25. Pas d'hérédité rhumatismale. Début à seize ans, par des douleurs dans les genoux ; à vingt ans, les hanches étaient prises aussi, puis, peu à peu, d'autres articulations.

Jamais de rhumatisme articulaire aigu. *Actuellement*, douleurs arthralgies, hydarthrose du genou droit, raideur du genou gauche. Ankylose des deux hanches et de l'épaule droite. Amaigrissement très marqué.

Cyphoscoliose. Aurait eu autrefois de la trépidation du pied, a encore actuellement de l'exagération des réflexes et même de la trépidation. Aucune déformation aux doigts ni aux orteils. Pas d'impotence très marquée, peut marcher et sortir de la salle.

OBSERVATION XXVII (personnelle).

(Malade de la *Consultation de M. Colrat*, à la Charité)

Rhumatisme chronique déformant.

Marie B..., trente-sept ans, ouvrière, mère sujette aux migraines. Pas de tuberculose ni de rhumatisme dans sa famille. Pas de maladies dans l'enfance. Fièvre typhoïde à vingt-cinq ans. A dix-huit ans, début des douleurs articulaires par les épaules.

Mariée à vingt-trois ans, a eu cinq enfants dont deux morts de méningite et une fausse couche. C'est à la suite de cette fausse couche que ses douleurs ont augmenté considérablement et sont devenues plus fréquentes.

Les épaules, les coudes, les poignets, les genoux, les orteils sont douloureux, mais pas encore déformés. Les mains ne sont déformées que depuis seize mois. On constate surtout des nouures au niveau des articulations phalango-phalangiennes. Tuméfaction des têtes articulaires, boursouflure de l'articulation avec mouvements de latéralité. Sensation de fongosités.

Aux poignets, gonflement des deux côtés surtout à droite. Peu d'impotence fonctionnelle, elle marche bien. Parfois, poussées douloureuses très vives et alors l'impotence est augmentée.

Au cœur, battements énergiques; palpitations, pas de lésions valvulaires. Pas de troubles trophiques [1].

[1] Nous n'avons vu cette malade qu'une fois et très rapidement; nous n'avons pu ausculter ses poumons avec soin. Elle a un facies cachectique de tuberculeux. Nous ne serions pas étonné d'avoir là encore un cas de pseudo-rhumatisme tuberculeux. C'est tout à fait son aspect.

Observation XXVIII (personnelle).

Hospice du Perron (M. Mouisset).

Rhumatisme chronique déformant localisé aux orteils.

T..., soixante et un ans, frotteur de parquets, salle Saint-Paul, n° 11, ses parents n'étaient pas rhumatisants. Une de ses sœurs a eu du rhumatisme articulaire aigu, puis du rhumatisme chronique avec déformations. Bonne santé habituelle.

Employé à l'Hôpital Saint-Pothin, comme frotteur de parquets, il a pris mal très brusquement au genou droit avec rougeur, gonflement, douleur très vive.

Rien aux autres articulations.

On l'a envoyé immédiatement dans le service de M. le professeur Poncet à l'Hôtel-Dieu, où il fut opéré de suite. On lui aurait enlevé un corps étranger articulaire ? Ceci se passait en 1894. Il est resté en gouttière pendant deux mois, et après quatre mois de traitement, il quittait l'hôpital guéri. Depuis, il n'a plus souffert de ce genou.

En même temps, ses orteils s'étaient déformés un peu sans douleur, mais les déformations étaient alors peu marquées. *Actuellement*, on a des craquements légers dans les deux genoux sans douleur, déformation très accentuée des orteils des deux côtés. Gros orteils fortement déviés en dehors. Rien aux autres articulations.

Pas d'atrophies ni de troubles myélopathiques. Celle-ci bat dans le cinquième espace.

J'ai retrouvé son observation à la clinique de M. le professeur Poncet.

La voici résumée :

Jean Th..., cinquante-sept ans, entré le 24 novembre 1893. — *Corps flottants articulaires du genou droit. — Synovite hydropique. — Arthrotomie. — Ablation de deux corps étrangers articulaires.*

Pas d'antécédents, pas de traumatisme. Pneumonie à quarante ans. Début de l'affection il y a quatre ans, se développe spontanément; un jour, le malade a été contraint de cesser son travail à cause des douleurs et du gonflement de son genou. Séjour d'un mois à l'Hôpital; révulsion. Peut reprendre son travail, mais le genou reste un peu gros et bientôt on constate l'existence de corps mobiles articulaires.

Il y a un mois, douleurs plus vives, cesse de nouveau son travail.

Actuellement un peu d'hydarthrose, gonflement de la partie externe du cul-de-sac sous-tricipital. C'est en ce point qu'on sent des corps étrangers mobiles. Les mouvements déterminent des craquements. On retrouve ces craquements dans le genou du côté opposé, mais pas de corps étrangers.

Un examen un peu prolongé donne un coup de fouet à la synovite d'une poussée hydropique aiguë. Articulation très distendue douloureuse. Température rectale = 38 degrés.

Opération. — Incision au niveau du cul-de-sac externe. Section de la peau, ponction avec un trocart donne issue à 150 ou 200 grammes de liquide visqueux.

Synoviale épaissie vasculaire. Dans le cul-de-sac externe, deux corps étrangers arrondis, du volume d'une noisette, fixés par un petit pédicule. Plaie laissée ouverte. Immobilisation.

Sort guéri le 24 janvier 1894. L'état des surfaces articulaires n'est pas noté.

Il paraît vraisemblable que cette affection articulaire évoluant par poussées et aboutissant à l'hydarthrose aiguë et à la formation de corps étrangers articulaires était de nature rhumatismale.

Aujourd'hui le malade présente les déformations typiques du rhumatisme chronique au niveau de ses orteils.

Sa sœur était aussi une rhumatisante.

Observation XXIX (personnelle).

Hospice du Perron (M. Mouisset).

Rhumatisme chronique déformant. — Ataxie locomotrice avec arthropathie.

Marie G..., cinquante et un ans, couturière, salle Sainte-Marie n° 9. Sa mère est morte atteinte de rhumatisme chronique déformant qui avait débuté à trente-cinq ans. Père mort d'une attaque.

Mariée, n'a eu ni enfant ni fausse couche.

Gastrite chronique qui aurait débuté de bonne heure et persiste encore (probablement phénomène tabétique).

A l'âge de vingt-huit ans, début des douleurs articulaires par les chevilles et les genoux, *rougeur*, *gonflement*, *douleur*, elle était obligée parfois de rester au lit et dit qu'elle criait jour et nuit tant elle souffrait. Puis poussées successives toujours *subaiguës* durant chacune de quinze jours à un mois.

A trente-deux ans, premiers signes de tabes qui a progressé et pour lequel elle est rentrée au Perron (signe de Romberg, abolition des réflexes, signe d'Argyll-Robertson, sensation de dérobement des jambes. Myosis, inégalité pupillaire, mais ne lance pas la jambe en avant en marchant).

Le rhumatisme a continué à évoluer parallèlement par poussées successives dans les genoux, les pieds, les épaules, etc.

Il y a cinq ans, en marchant elle est tombée sur le genou droit par suite du dérobement brusque de ses jambes. A la suite de ce traumatisme, son genou a enflé brusquement, est devenu gros et douloureux (arthropathie tabétique compliquant le rhumatisme). Après quinze mois ce genou était énorme, puis il a diminué un peu par l'immobilisation et la révulsion.

Actuellement, février 1897. — On trouve un genou droit très gros, déformé avec de nombreux craquements. La malade porte un appareil orthopédique. Les extrémités articulaires sont énormes et la rotule ne se sent pas distinctement, elle paraît comme soudée ou résorbée. Tous les mouvements sont libres, non douloureux, mouvements de latéralité très marqués; dislocation.

Le genou gauche est un peu gros et présente des craquements; pas de déformation; pas de mouvements de latéralité.

Depuis un an et demi environ douleurs rhumatismales dans les épaules, les coudes et les mains. Ces douleurs sont moins aiguës que les premières; elle ne se met pas au lit, elles sont calmées par l'antipyrine.

Déformations légères des doigts et des orteils avec rétraction tendineuse à la main droite.

Jamais d'albumine.

Observation XXX (personnelle).

Hospice du Perron (MM. Renaut et Mouisset).

Rhumatisme chronique polyarticulaire.
Nodosités d'Heberden. — Mouvements choréiformes.

Marie R..., soixante-quatorze ans, salle Sainte-Anne, n° 18. Rien de particulier dans ses antécédents héréditaires. A dix-huit ans, pied bot *varus équin* opéré à l'Hôtel-Dieu. Ce pied n'a jamais guéri complètement.

En 1852, la malade eut une affection caractérisée par de la fièvre, de l'ictère et de la constipation; à la suite de laquelle elle avait maigri beaucoup.

En janvier 1889, début par des douleurs rhumatismales dans les deux genoux, l'épaule, le coude et surtout les mains. Depuis quelques années elle s'est aperçue que ses doigts se déformaient.

Etat actuel. — Aux membres supérieurs, rien aux grandes articulations; seules les petites articulations des doigts sont atteintes. Nodosités d'Heberden bien marquées au niveau de l'articulation phalangino-phalangettienne de tous les doigts des deux mains, sauf

Analyse des urines et courbe uroséméiographique.

COEFFICIENT UROLOGIQUE = 49,6	MOYENNE DE 3 Analyses	NORMALES pour 49,6 unités de coefficient urinaire	RAPPORTS à la normale représenté par 100
Volume en 24 heures	1000 cc	1190 cc	84
Eléments fixes à 100°	30,230	119,600	60
Acidité (en Ph^2O^5)	0,840	1,488	56
Chlorures	9,230	8.130	113
Acide phosphorique	1,305	2,480	52
Acide urique	0,794	0,496	160
Urée	12,370	22,320	55
Azote de l'urée	5,766	10,401	55
Azote total	7,899	11,556	68
Coefficient d'oxydation	0,730	0,900	81

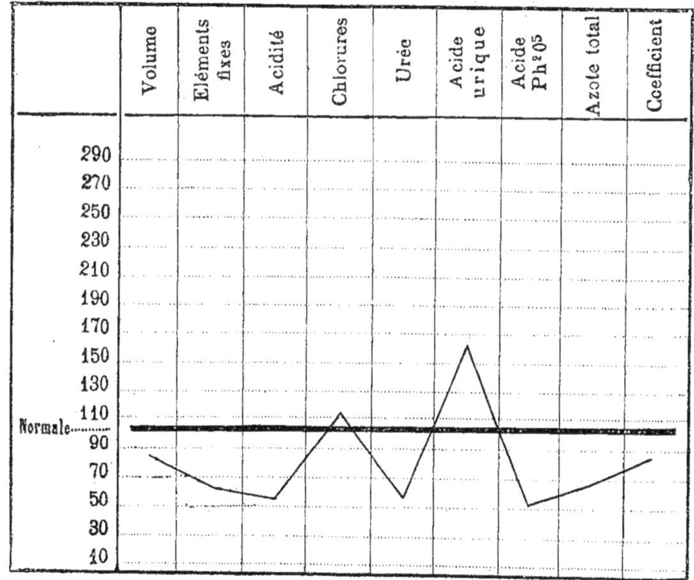

les pouces. Les phalangettes des deux index sont déviés latéralement. Ankylose et demi-flexion de l'auriculaire de la main gauche. Les articulations carpo-métacarpiennes des deux pouces sont atteintes.

Aux membres inférieurs, douleur et raideur de la hanche droite, des deux genoux et des deux articulations tibio-tarsiennes.

Rien au cœur.

Urines : ni albumine ni sucre.

Observation XXXI (personnelle).

Hospice du Perron (M. Renaut et M. Mouisset).

Rhumatisme chronique. — Péricardite sèche. — Nodosités d'Heberden. — Rien aux grandes articulations.

Félicie B..., cinquante-quatre ans, coiffeuse, salle Sainte-Marie, n° 3. Son père et une de ses tantes étaient rhumatisants. Ses autres parents se portaient bien. Santé délicate. Rougeole dans l'enfance. Réglée à dix-sept ans. Ménopause à cinquante ans. Migraines fréquentes au moment des époques menstruelles.

A treize ans première atteinte de rhumatisme ayant nécessité le repos au lit.

A dix-neuf ans, au moment des inondations de 1856, sa maison s'écroula, elle fut sauvée sur un radeau, mais fut prise à la suite de cet accident de rhumatisme articulaire aigu avec rougeur, douleur, gonflement sur les pieds et les mains, puis sur la plupart des autres articulations.

Ensuite elle avait fréquemment des poussées subaiguës dans toutes les articulations, elle gardait le lit chaque fois de trois à six mois; dans l'intervalle elle se portait bien, ne souffrait pas. Les déformations ont commencé à apparaître vers cinquante ans. Les phénomènes douloureux revenaient aux changements de temps.

Quatre ans avant son entrée elle aurait eu une méningite

(maux de tête violents, vomissements, délire) à la suite de laquelle elle aurait perdu la mémoire pendant quelque temps.

A son entrée, assez bon état général.

Rien aux poumons.

Au cœur, péricardite sèche ancienne; on entend aussi à la pointe un soufle doux se propageant dans l'aisselle.

Léger œdème prétibial. Varices des jambes. La malade présente des déformations des doigts; ceux-ci sont très amaigris. L'articulation de la phalangine et de la phalangette est très élargie.

Aucun craquement dans les articulations. Les autres articulations ne présentent rien d'anormal.

Pas de troubles de la sensibilité. Ni sucre ni albumine dans les urines.

Etat actuel, février 1897, la malade va très bien, se sert bien de ses bras et de ses jambes, n'est pas impotente du tout et ne souffre pas.

On ne constate absolument rien dans les grandes articulations.

Les articulations des doigts sont presque toutes libres, sauf celles de l'annulaire et de l'auriculaire qui sont le siège de nodosités d'Heberden (articulation phalangino-phalangettienne) et qui présentent aussi un peu de raideur. Au cœur, bruit diastolique probablement extra-cardiaque.

Observation XXXII (personnelle).

Hospice du Perron (MM. Renaut et Mouisset).

Rhumatisme chronique déformant poly-articulaire. Nodosités d'Heberden.

Vve C..., soixante-neuf ans, tisseuse, salle Sainte-Anne, n° 16. Père rhumatisant. Bonne santé dans l'enfance, réglée à quinze ans. Ménopause à quarante-sept ans. A dix-huit ans, première attaque de rhumatisme articulaire aigu, séjour de deux mois à l'Hôtel-Dieu.

A trente-deux ans, deuxième attaque, genou droit surtout. A

quarante-neuf ans, troisième attaque de rhumatisme (mains, épaules, pieds), entre les deux dernières, la malade avait de temps en temps des douleurs rhumatoïdes diffuses. Puis passage à l'état chronique.

A son entrée : à part ses douleurs articulaires, la malade a une assez bonne santé. Ces douleurs s'accentuent surtout aux époques de changement de temps.

Pas de déformation des articulations des pieds, seulement un peu de raideur. Sur le bord interne du pied droit on trouve une tuméfaction de l'articulation métatarso-phalangiennne. La peau présente à ce niveau une coloration rouge et des traces de desquamation.

Aux pieds, pas de déformations très marquées, mais presque toutes les articulations phalangino-phalangettiennes sont ankylosées.

On trouve au niveau de tous les doigts des *nodosités* très accusées, disposées régulièrement de chaque côté des surfaces articulaires.

Rien aux poumons.

Cœur : Bruits réguliers, pas de souffle.

Urines : Ni sucre ni albumine.

Mars 1893. — La malade se plaint du pied droit. Il est tuméfié et à la partie interne du gros orteil on voit une saillie volumineuse, rouge, tendue, très douloureuse. La tuméfaction se perd insensiblement vers le bord externe du pied.

Ces accidents sont apparus brusquement en une seule nuit. Auparavant la malade souffrait très légèrement (poussée subaiguë).

Mai 1893. — Depuis quinze jours la malade se plaint de douleurs dans le membre inférieur droit.

A l'inspection on constate des *fluxions articulaires multiples* dans la hanche, le genou et le pied. Tuméfaction molle, rosée. Pas d'albumine (fluxions subaiguës : hanche, genou, pied.)

État actuel (février 1897). — La malade a maintenant soixante-dix-sept ans. L'état général est très bon, mais l'impotence est considérable, elle marche avec beaucoup de peine.

Aux membres inférieurs, les hanches sont libres, les genoux et les tibio-tarsiennes sont pris. Aux membres supérieurs, surtout les deux épaules, puis les deux coudes et le poignet droit. Aux doigts ankyloses et *nodosités d'Heberden* extrêmement marquées. (Radiographie, pl. XI.)

Observation XXXIII

Hospice du Perron (M. le professeur Renaut).

Rhumatisme articulaire aigu. — Rhumatisme chronique déformant. — Nodosité d'Héberden.

C..., soixante-six ans, teinturier, salle Saint-Vincent, n° 14. Pas d'antécédents héréditaires. Très bonne santé jusqu'à quarante ans, en 1856.

En 1856, le malade dit avoir été occupé *avec deux de ses camarades à vider et à nettoyer la cave d'une teinturerie envahie par l'eau et la vase* au moment de la grande inondation. Huit jours après il est pris de douleurs aiguës très violentes dans les poignets et les articulations des doigts, puis dans toutes les articulations. Il entra à l'Hôtel-Dieu où il fit un séjour de trois mois ; à sa sortie il pouvait marcher, les grandes articulations étaient libres, mais les petites commençaient à se déformer.

Les deux camarades présentèrent les mêmes phénomènes aigus que le malade. L'un a eu des déformations analogues. Quant au second, le malade l'a perdu de vue et ne peut donner aucun renseignement sur son compte.

A son entrée, les phalanges sont déformées, les doigts sont inclinés vers le bord cubital.

Mouvements peu étendus. Nodosités d'Héberden. Les grandes jointures présentent quelques craquements.

Le genou gauche ne peut se redresser.

Les muscles des mains sont atrophiés.

Rien au cœur ni aux poumons.

Urines : Ni albumine, ni sucre.

Observation XXXIV (personnelle).

Hospice du Perron (MM. Renaut et Mouisset).

Rhumatisme chronique déformant. — Nodosités d'Héberden. Signes mitraux en 1893, disparus aujourd'hui.

Mme M..., soixante-deux ans, couturière, salle Sainte-Anne, n° 26.

Pas d'antécédents héréditaires.

A sept ans, fièvre scarlatine suivie d'une série d'abcès pendant la convalescence.

A dix-sept ans, fièvre muqueuse.

Réglée à treize ans. Ménopause à quarante-huit ans.

Pas de syphilis. Pas sujette aux migraines.

Bonne santé habituelle.

Rhumatisme articulaire aigu à quarante ans, localisé dans l'épaule gauche a duré un mois environ. A cinquante ans, à la suite de surmenage, et après avoir travaillé dans un lieu humide, elle ressentit des douleurs vagues dans les mains, son aiguille lui échappait des doigts, bientôt elle fut dans l'impossibilité de travailler, les douleurs étaient parfois très lancinantes, les déformations se montrèrent bientôt. Depuis quatre ou cinq ans, poussées vagues dans les genoux et dans les pieds.

A son entrée, les articulations des phalanges avec les phalangines des quatre derniers doigts sont épaissies, presque ankylosées; les articulations des phalangettes sont déformées, mais mobile, elle est sujette aux épistaxis. Rien aux poumons.

Au cœur : A la palpation on perçoit un frémissement au niveau de la pointe. Celle-ci bat dans le cinquième espace.

A l'auscultation, souffle systolique accompagné d'un roulement et dédoublement du deuxième bruit. Pas d'érythème. On diagnostique une insuffisance et peut-être aussi un rétrécissement mitral.

Urines : ni sucre ni albumine.

État actuel, février 1897. — Le rhumatisme est resté à peu près stationnaire. Les genoux et les articulations tibio-tarsiennes sont raides et douloureuses, mais les déformations portent seulement sur les doigts et les orteils.

Les grandes articulations des membres supérieurs sont toutes libres.

Aux doigts on constate aujourd'hui de superbes nodosités d'Heberden dont quelques-unes siègent au point classique, mais dont plusieurs présentent ce fait particulier de siéger à l'articulation phalango-phalangienne.

Les signes mitraux perçus en 1893 ont disparu; actuellement le cœur est hypertrophié sans souffle, sans signe de Durozier et avec un deuxième bruit éclatant vers la base. La malade est surtout prise par les voies respiratoires, elle a toussé tout l'hiver. Pas de tuberculose. Pas d'atrophie musculaire.

Urines : pas d'albumine.

Observation XXXV (personnelle).

Hospice du Perron (MM. Renaut et Mouisset).

Nodosités d'Heberden. — Ancienne péricardite (frottement bisaccadé). — Cataracte bilatérale. — Stigmates cutanés des tireurs d'or. — Douleurs erratiques dans les grandes articulations. — Craquements dans les genoux.

Louise M..., soixante-seize ans, tireuse d'or, salle Sainte-Anne, n° 3. Mère morte d'une tumeur maligne de l'estomac. Pas d'antécédents rhumatismaux. Réglée à treize ans. Ménopause à cinquante-cinq ans. Tempérament nerveux, assez bonne santé. Deux fausses couches d'origine traumatique. Stigmates cutanés des tireurs d'or à macules bleu noirâtre.

Troubles de la vue des deux côtés depuis sept ans : on constate une opacité double des cristallins. Maux de tête fréquents, éruptions localisées aux tempes.

Douleurs gastriques assez vives; jamais de vomissements ni d'hématémèse.

Douleurs erratiques dans les membres : coudes, épaules,genoux, plante des pieds, gros orteil. Douleurs lombaires.

Nodosités d'Heberden aux doigts; tremblement sénile. Réflexes normaux.

Au cœur.—On ne sent pas le choc précordial; rien de spécial à la palpation. Rythme normal. A l'auscultation, frottement péricardique aux deux temps (bisaccade).

Aux poumons. — Restes d'une ancienne pleuro-pneumonie droite (frottements pleuraux); à gauche, un peu d'emphysème.

Observation XXXVI (personnelle)

Hospice du Perron (M. Mouisset).

Rhumatisme chronique déformant. — Nodosités d'Héberden. Anciens troubles gastriques. — Albuminurie.

Louise P..., soixante-sept ans, tordeuse en soie, salle Sainte-Marie, n° 10. Pas d'antécédents héréditaires. Bonne santé habituelle. S'est bien portée jusqu'à quarante-quatre ans, sauf une gastrite qui a duré quelques mois.

A quarante-quatre ans, *début insidieux* par le genou droit : douleur, gonflement, impotence fonctionnelle. Pendant deux ans reste limité à ce genou, puis les doigts ont été pris peu à peu.

Elle a eu ensuite *une poussée subaiguë* dans les deux hanches, qui l'a tenue au lit trois mois.

Les doigts ont été rapidement déformés au bout de deux ou trois ans.

Rien dans les autres articulations.

Actuellement, elle ne souffre plus des hanches ni des genoux, sauf de petites poussées aux changements de temps.

Tout est localisé aux articulations des doigts qui sont toutes douloureuses, la plupart noueuses, déformées et ankylosées. Nodosités d'Heberden au niveau des articulations des phalangettes. Réflexes normaux. Pas de troubles de la sensibilité. Bon état général.

OBSERVATION XXXVII (personnelle).

Hospice du Perron (M. Mouisset).

Rhumatisme subaigu.— Nodosités d'Heberden. —Névropathie. Alcoolisme. — Artério-sclérose.

Marguerite G..., soixante-cinq ans, épicière. Rien dans ses antécédents héréditaires.

Névropathie dans l'enfance. Jamais de maladie aiguë. Réglée à onze ans. Ménopause à trente-sept ans.

Mariée à vingt-deux ans; une fausse couche à quatre mois, pas d'autre grossesse. Pas de syphilis.

Alcoolisme professionnel, la malade tenait une épicerie avec un comptoir.

Début du rhumatisme à cinquante ans; pas de rhumatisme articulaire aigu. Douleurs dans les genoux d'abord, puis dans les coudes et les épaules; ni gonflement, ni rougeur, jamais d'impotence complète.

Entrée au Perron, le 15 février 1897. — Intégrité complète des grandes jointures. Parmi les petites, seules les articulations phalangino-phalangettiennes des doigts présentent des traces de poussées antérieures.

Les mouvements de ces articulations sont limités, mais non douloureux. Chacune d'elles porte sur ses deux faces latérales une nodosité d'Heberden. Ces nodosités sont surtout volumineuses à l'index de la main gauche, de plus, au même doigt la phalangette est en flexion à angle obtus sur la phalangine.

La malade éprouve de temps à autres des douleurs dans ce doigt surtout et aussi dans les autres articulations, celles des membres inférieurs, notamment à l'occasion des variations atmosphériques. La marche est très aisée. Pas de troubles de la sensibilité. Réflexes rotuliens normaux.

DEUXIÈME PARTIE

CHAPITRE VI

Étude radiographique des arthropathies déformantes.

L'emploi des rayons X en médecine et en chirurgie est encore bien récent, et déjà on n'en est plus à compter les services rendus par eux.

C'est la chirurgie surtout, et en particulier la chirurgie osseuse, celle des traumatismes et des corps étrangers qui a bénéficié dans la plus large mesure de cette récente découverte.

En médecine, surtout au début, la radiographie n'était pas d'un usage courant. Sa technique peu connue, les installations défectueuses, ne permettaient pas d'obtenir des résultats suffisants pour juger de l'état et des rapports des viscères.

Aujourd'hui, grâce à un outillage plus perfectionné, on tend à combler cette lacune et, dès maintenant, les organes abdominaux et intra-thoraciques peuvent en quelque sorte être livrés à l'œil du clinicien.

Mais c'est surtout pour les lésions osseuses et articulaires superficielles qu'on a obtenu de bons résultats ; on conçoit dès lors, que les déformations du rhumatisme chronique aient tout d'abord tenté la curiosité.

M. Destot, à Lyon, et M. Launois, à Paris, avaient présenté aux sociétés savantes quelques radiographies isolées de rhumatisme chronique. Les résultats obtenus par ces premiers essais pouvaient faire prévoir une source féconde de renseignements utiles.

Toutefois, aucun travail d'ensemble n'avait été fait sur le sujet. J'entrepris alors avec le concours de M. Destot, en vue de cette thèse, une étude complète des arthropathies déformantes par les rayons X.

Nos recherches étaient déjà assez avancées lorsque parut, à l'Académie des sciences, la communication de MM. Potain et Serbanesco, sur le diagnostic de la goutte et du rhumatisme par la radiographie

Les conclusions des auteurs portaient sur trois points différents :

1° Chez les goutteux, les extrémités articulaires sont infiltrées d'urates de chaux, qui se sont substitués aux phosphates de chaux et qui sont huit fois plus transparents qu'eux, aux rayons X.

Cette infiltration se traduit sur le squelette par des taches blanches transparentes, très visibles sur la photoradiographie.

2° Chez les malades atteints de rhumatisme chronique, on trouve de l'ostéite condensante des extrémités articulaires, ce qui leur donne une opacité plus grande à l'examen aux rayons de Röntgen.

3° Chez les sujets affectés de nodosités d'Heberden, on trouve au niveau des phalanges, des taches transparentes fort distinctes, qui semblent devoir faire admettre l'origine goutteuse de ces productions.

Dès que nous avons eu connaissance de ce travail, M. Destot et moi avons fait connaître à la Société des Sciences médicales de Lyon les résultats que nous avions obtenus[1].

Ces résultats étaient tout à fait conformes à ceux de MM. Potain et Serbanesco, pour ce qui regarde la première question, mais ils différaient sensiblement pour les deux autres.

Depuis lors, nous avons poursuivi nos recherches et avons toujours obtenu des images semblables.

Nous avons actuellement plus de 50 radiographies prises sur le vivant.

Après cinq autopsies, nous avons pu examiner les pièces osseuses et articulaires, les couper en tranches minces, et les radiographier. Nous avons obtenu ainsi des images très fines de structure osseuse, qui montrent bien les modifications que subissent les extrémités articulaires dans le rhumatisme chronique.

Nous allons étudier successivement les radiographies prises sur le vivant ; puis celles des pièces anatomiques. Sur le vivant, nous avons examiné, non seulement des goutteux et des rhumatisants, mais encore des malades atteints d'arthropathies nerveuses, tabétiques ou autres. Huit malades au moins, atteints de nodosités d'Heberden nous ont toujours donné les mêmes images.

[1] Destot et Barjon, De l'emploi des rayons X dans l'étude de la structure osseuse et de ses modifications pathologiques : goutte, rhumatisme, arthropathies nerveuses, etc. (*Prov. méd.*, 30 janvier 1897).

Dans le rhumatisme chronique, nous avons limité nos investigations aux articulations les plus accessibles, c'est à-dire : celles des doigts et des orteils, des poignets et du cou-de-pied, des genoux.

Les articulations des épaules et des hanches sont peu accessibles à la radiographie ; ces dernières d'ailleurs rarement intéressées dans le rhumatisme chronique, nous ne nous en sommes pas occupé.

Ce qui frappe, quand on examine l'image d'une main de rhumatisant chronique, c'est que les extrémités osseuses sont augmentées de volume, comme soufflées et d'un aspect terne et grisâtre sans délimitation très précise. La striation que l'on voit à l'état normal n'est plus qu'indiquée, la graisse a tout noyé et les contours des trabécules disparaissent dans cet empâtement général. Les surfaces articulaires sont complètement au contact l'une de l'autre, parfois plus ou moins soudées ensemble, parfois luxées ou subluxées. Le cartilage diarthrodial a complètement disparu.

Tout autre est l'aspect d'une main normale. Les extrémités articulaires sont séparées par un interligne très net. Cet interligne est dû à la bande de cartilage articulaire qui enveloppe la tête osseuse et qui est transparente aux rayons X.

Cette disparition du cartilage articulaire, et partant de l'interligne qu'il forme, paraît être en date une des premières lésions. En même temps se produit l'étalement, le tassement, l'écrasement en quelque sorte de l'extrémité osseuse qui perd sa forme régulière primitive et qui augmente de volume. A cette période de début, la raréfaction osseuse et l'infiltration graisseuse sont encore peu marquées. Le tassement produit même parfois des travées irrégulières plus opaques et paraissant plus denses que le reste de la substance osseuse. Mais ce processus est de courte durée. Très rapidement, la raréfaction se montre, et l'infiltration graisseuse se produit Les extrémités osseuses prennent alors cet aspect gras, flou, empâté, qui semble être la caractéristique du rhumatisme chronique (pl. II et III). Les déformations et les déviations ne sont pas toujours également en rapport avec les lésions osseuses.

Il y a lieu, croyons-nous, de distinguer :

1° Les déformations qui sont caractérisées par une augmentation de volume, une ankylose en mauvaise position, sont toujours la conséquence d'un processus osseux.

2° Les déviations proprement dites qui consistent dans un défaut de direction, un changement d'axe. Elles sont souvent dues à des contractures, des luxations ou subluxations et peuvent exister en dehors de toute déformation osseuse. C'est encore ce que confirme l'examen de nos radiographies. Toutefois à une déviation simple peut rapidement succéder une déviation avec déformation, car on conçoit facilement que les extrémités osseuses raréfiées et ramollies se laissent déprimer suivant le moindre défaut d'équilibre.

Même aspect dans les autres articulations. Au poignet les os du carpe sont tous confondus n'ayant aucun contour net entre eux ni du côté de leur articulation avec les métacarpiens, ni avec le radius et le cubitus. L'extrémité inférieure du radius présente toujours un volume très exagéré repoussant parfois le cubitus jusqu'à produire une légère luxation de son extrémité correspondante (pl. V). D'autre part le radius, repousse le carpe et les métacarpiens et concourt ainsi dans une certaine mesure à la déviation des doigts sur le bord cubital (pl. IV).

Au genou le condyle du fémur est au contact avec le plateau tibial quand l'ankylose est déjà produite. Dans les cas moins avancés l'interligne articulaire est conservé et, il est d'autant plus large que les mouvements de flexion et d'extension sont mieux conservés.

La rotule est engrenée entre les deux condyles du fémur et adhérente à eux. Les extrémités articulaires sont hypertrophiées, mais non sensiblement déformées; il n'y a pas d'ossification capsulaire périarticulaire comme on en rencontre dans l'arthrite tabétique. Le tibia et le péroné sont plus ou moins subluxés en arrière des condyles fémoraux quand la flexion est un peu forcée (pl. IX).

Aux pieds l'aspect des orteils rappelle celui des doigts.

Même élargissement des extrémités articulaires, même raréfaction osseuse. Quand les déviations sont un peu accentuées, les phalanges sont luxées en dehors des métatarsiens, les orteils sont rejetés en masse sur le bord externe du pied, surtout le gros orteil et le premier métatarsien dont la tête augmentée de volume vient faire saillie en dedans sous forme d'une tumeur dure et superficielle recouverte par une peau mince facilement ulcérée (pl. VII et VIII).

A une période plus avancée, des troubles trophiques viennent s'ajouter au processus local et la raréfaction osseuse s'accentue. La tête des métatarsiens disparaît progressivement par résorption ; les os s'étirent en fuseau et paraissent sur l'image avec des extrémités tronquées n'étant plus reliées par rien à l'extrémité correspondante des phalanges (pl. XIII).

La photo-radiographie d'un tel pied est exactement conforme, à peu de chose près, à celle d'un pied tabétique (pl. XIV). A cette période, les troubles trophiques secondaires ont pris le pas sur le processus actif du rhumatisme chronique qui est entré dans la phase myélopathique.

En résumé : disparition des cartilages diarthrodiaux, raréfaction trabéculaire avec hypertrophie apparente, envahissement graisseux obscurcissant la striation, boursouflement des têtes osseuses, déformation avec ankylose, délimitation osseuse moins nette sur les diaphyses, tels sont les principaux caractères du rhumatisme chronique.

Dans la formation des nodosités d'Heberden, nous avons pu nous convaincre, grâce à l'examen radiographique, qu'il s'agissait d'un processus végétatif purement osseux, du moins dans les cas que nous avons observés.

Les malades que nous avons vus et radiographiés sont au nombre de huit.

Sept fois les nodosités d'Heberden coexistaient avec des lésions polyarticulaires de rhumatisme chronique déformant.

Une fois la malade n'avait que des douleurs vagues avec une ancienne péricardite, mais pas d'arthropathies vraies.

Chez tous nous avons trouvé le même processus.

La nodosité d'Heberden est le plus souvent localisée à l'articulation phalangino-phalangettienne ; dans deux cas il y en avait aussi à l'articulation phalango-phalaningienne (pl. XI). Elles sont constituées par des saillies latérales du volume d'un pois et aussi par des nodosités superficielles situées sur la face dorsale du doigt et figurant comme la naissance d'une paire de cornes. Ces saillies sont dures, immobiles et paraissent faire corps avec le squelette articulaire. C'est ce que démontre la radiographie.

Elles sont constituées par un bourrelet osseux dû à une végétation exubérante de l'extrémité osseuse articulaire.

Dans certains cas, ce bourrelet est épais, saillant, d'aspect bourgeonnant, l'interligne articulaire est effacé; dans d'autres, il est mince, irrégulier, étendu, grêle et fragile à ses extrémités, à tel point qu'il se produit des fractures, de petits nodules se détachent, formant comme des os sésamoïdes supplémentaires (pl. XII).

La phalangette et la phalangine prennent part toutes les deux à cette formation, mais la première est peut-être plus active que la seconde. Parfois l'interligne articulaire reste assez bien marqué.

Nous n'avons jamais rencontré les taches blanches transparentes que signale le professeur Potain, jamais nous n'avons eu la moindre hésitation à dire qu'il ne s'agissait pas là, comme chez le goutteux, d'une infiltration d'urates, mais bien d'un processus actif osseux, paraissant avoir un point de départ inflammatoire intra-articulaire.

Tout autre est l'aspect du squelette des mains d'un goutteux.

Ce qu'il y a de remarquable dans ce cas, c'est la différence énorme qui existe entre l'aspect de la main à l'œil nu et son image radiographique.

A l'œil nu, la main du goutteux paraît plus informe que celle du rhumatisant chronique. Ses doigts sont surchargés de tophus qui leur donnent, suivant l'expression de Sydenham, l'aspect d'une botte de panais; ils sont noueux, renflés, déformés.

Puis, lorsqu'on se reporte à l'image photo-radiographique, plus rien de tout cela. Toutes ces tumeurs uratiques se sont effacées, elles sont demeurées transparentes aux rayons X et n'ont donné aucune image sur le négatif; en sorte que, à première vue, on serait tenté de croire que l'on n'a pas sous les yeux la reproduction de la main qu'on vient d'examiner.

Il n'en est rien cependant et, à un examen plus approfondi, on ne tarde pas à se rendre compte que, au voisinage des points où existaient les plus grosses tumeurs uriques, le squelette est comme tacheté de plaques transparentes.

Si le tophus existait au voisinage d'une articulation, on voit que celle-ci a plus ou moins perdu le contour de ses surfaces articulaires et qu'elle a été, pour ainsi dire, creusée d'une véritable caverne qui s'est remplie d'une substance transparente. Le tophus s'est déversé dans l'articulation (pl. X).

Il existe de petites travées osseuses très minces jetées comme des ponts à travers cette masse d'urate de chaux et divisant la caverne principale en géodes secondaires plus ou moins irrégulières.

Quand le tophus se trouve sur le trajet de la diaphyse, au lieu d'être au voisinage d'une articulation, l'infiltration urique se fait moins facilement. L'os, attaqué du côté de sa substance compacte, résiste mieux et l'infiltration se traduit seulement par de petites encoches latérales pratiquées comme à l'emporte-pièce sur le trajet de la diaphyse.

Mais il n'y a plus ici de raréfaction des trabécules, les extrémités articulaires n'ont pas l'aspect gras et empâté du rhumatisme, enfin les contours sont nets, bien marqués.

Quant aux tophus situés dans les parties molles, ils ne se traduisent que par un léger renflement du contour digital, mais ne donnent aucune image apparente.

En résumé, dans la goutte, le processus est d'abord et longtemps extra-articulaire, il ne devient articulaire que secondairement; les altérations articulaires sont peu marquées, tardives et plus limitées. Dans le rhumatisme, au contraire, le processus est primitivement intra-articulaire, les extrémités osseuses participent de bonne heure à l'ensemble des lésions.

Il nous reste à dire un mot des arthropathies nerveuses.

Nos recherches ont porté surtout sur des arthrites tabétiques qui sont les plus fréquentes. Nous avons eu aussi l'occasion de radiographier un malade de M. Jaboulay qui, à la suite d'un traumatisme (fracture du bassin et de la colonne), a fait une myélite avec troubles trophiques et arthropathies du pied droit.

La caractéristique de ces arthrites nous a paru être dans l'ossification périarticulaire, et l'ossification à distance.

Chez les tabétiques, l'arthrite du genou se traduit par une augmentation de volume des extrémités articulaires due à la formation d'ostéophytes. Mais en même temps que se forme ainsi de l'os nouveau, il se produit une sorte de résorption du squelette primitif. Le contour des condyles du fémur devient irrégulier et plus restreint et autour se forment des productions osseuses plus raréfiées et plus transparentes (pl. XVI).

Le plateau tibial augmente aussi de volume et le tout se trouve entouré d'une sorte de coque osseuse floue et semi-transparente qui donne au toucher sur le vivant l'apparence d'une capsule articulaire ossifiée. Parfois la rotule semble complètement résorbée et comme perdue dans cette coque osseuse de laquelle il est impossible de la distinguer sur l'image radiographique (pl. XVI).

Nous avons examiné aussi plusieurs pieds de tabétiques et nous avons toujours trouvé ce que nous décrivions plus haut, savoir : la résorption des têtes de métatarsiens qui sont étirés en fusion et tronqués. La raréfaction progressive des orteils jusqu'à leur disparition (pl. XIV).

Chez le malade de M. Jaboulay, on notait aussi de la raréfaction osseuse des orteils qui étaient recroquevillés en marteau; mais les métatarsiens n'étaient pas tronqués. Les os du tarse avaient des contours un peu diffus et enfin surtout on notait une ossification complète du tendon d'Achille sur une hauteur de 5 à 6 centimètres au moins (pl. XV).

En résumé, les caractères des arthropathies nerveuses paraissent se borner aux faits suivants :

Raréfaction osseuse des extrémités articulaires, production d'ostéophytes, ossification capsulaire périarticulaires, ossification des tendons à distance.

Le diagnostic différentiel d'une arthropathie déformante peut donc être utilement éclairé par la radiographie, grâce aux principaux caractères que nous venons d'assigner au rhumatisme et à sa forme spéciale dite nodosité d'Heberden, à la goutte et aux arthrites d'origine nerveuse.

L'image fournie par le tube de Crookes donnera dans tous les cas des renseignements précieux sur l'état des surfaces articulaires, leurs rapports entre elles et aussi sur la plus ou moins grande part que prennent les extrémités osseuses au processus.

Radiographie des pièces anatomiques.

Nous avons eu l'idée d'utiliser la radiographie pour étudier la structure osseuse des pièces anatomiques recueillies après autopsie. Nous avons comparé ces images à celles obtenues avec des os sains et nous avons tiré de cette comparaison des renseignements précieux sur les modifications architecturales que subissent les extrémités articulaires dans le rhumatisme chronique.

Si l'on examine des coupes pratiquées sur l'os sain et des articulations normales, on constate les faits suivants. D'une part une extrémité osseuse en forme de tête arrondie, d'autre part une cavité régulière destinée à la recevoir. Ces deux surfaces osseuses ne sont pas en contact, mais elles sont séparées par un intervalle clair qui correspond aux deux bandes de cartilage d'encroûtement.

Celles-ci viennent au contact l'une de l'autre, comme on peut s'en rendre compte en examinant la pièce à l'œil nu, mais leur transparence aux rayons X n'a laissé marquer aucune image sur le négatif.

La diaphyse est constituée par une bande de tissu compacte formant un étui osseux qui vient en diminuant mourir et se perdre sur l'épiphyse au niveau du cartilage articulaire.

On voit alors une bande de tissu spongieux sous-chondral très dense, limiter l'épiphyse du côté articulaire. Les mailles osseuses très serrées et règulièrement disposées peuvent s'orienter de deux façons différentes :

Ou bien, comme dans l'extrémité du radius et du cubitus, ces mailles partent de la couche sous-chondrale en divergeant en forme d'éventail formant des stries régulières qui s'écartent de plus en plus les unes des autres.

Ou bien, comme dans l'extrémité des métacarpiens ou des phalanges, ces travées semblent partir d'un point central et se portent dans toutes les directions comme les rayons d'une sphère (pl. XVII, 1re rangée).

Partout ce qu'il y a de remarquable, c'est la régularité de ces travées qui ont toujours même épaisseur, même intervalle entre elles et leurs voisines, de façon à donner à la structure osseuse une homogénéité complète (pl. XVIII).

Bien différent est l'aspect du squelette chez les malades atteints de rhumatisme chronique.

Au niveau des articulations les extrémités osseuses ont perdu leur régularité. Elles se sont aplaties; étalées sur les parties latérales, elles sont venues au contact l'une de l'autre par suite de la résorption du cartilage diarthrodial.

Parfois, à la place de ce cartilage, on trouve une production fibrillaire adhérente aux deux surfaces formant une sorte d'ankylose fibreuse (pl. XIX).

Le tissu spongieux sous-chondral a perdu sa structure régulière. Il est composé de mailles larges inégales ; les trabécules osseuses sont grêles et n'ont plus une orientation définie. Elles forment un réseau embrouillé, inextricable, tantôt se portant dans un sens pour y former une travée plus solide tandis qu'à côté se trouvent des lacunes plus ou moins larges. C'est de la raréfaction osseuse manifeste (pl. XX). Dans certains cas on voit même sur la radiographie ce que nous décrirons tout à l'heure en anatomie pathologique, sous le nom de soufflure latérale. A une période plus avancée, se produit l'infiltration graisseuse. On voit alors par places des trous, des lacunes remplies de graisse et ces cavernules sont tantôt fermées sur le même os, tantôt s'étendent sur l'os voisin, constituant ainsi un tissu d'ankylose composé de travées irrégulières jetées en pont d'un os à l'autre et entourant des géodes graisseuses (pl. XIX). Le tissu compact a subi, lui aussi, des modifications : son épaisseur est moindre, ses contours moins marqués, il manque parfois complètement par place ; il est moins opaque aux rayons X (pl. XVII, 2e et 3e rangées).

En résumé : aplatissement, tassement, étalement des surfaces ; disparition du cartilage d'encroûtement et néoformation fibreuse, voilà pour les articulations.

Dispersion et amincissement des trabécules éparses et sans ordres donnant naissance à des mailles larges et irrégulières, moelle rouge remplacée par de la graisse, têtes osseuses soufflées et ramollies, voilà pour le tissu spongieux.

Etui osseux à bords moins arrêtés, bande plus étroite et plus floue, tissu éburné par place à ligne de démarcation discontinue, manquant parfois complètement. Telles sont les modifications subies par le tissu compact.

Dans quelques cas rares, chez de vieux rhumatisants la raréfaction osseuse devient telle qu'elle aboutit à une véritable ostéomalacie de tout le squelette.

Nous avons observé deux cas de terminaison semblable chez des malades âgés de soixante et onze et soixante-douze ans (observ. XXXVIII et XXXIX). Le squelette était mou et se laissait facilement entamer par le scalpel ; les os étaient comme entourés d'une coque moitié fibreuse moitié osseuse, la graisse avait tout envahi et les travées médullaires avaient presque complètement disparu.

Nous avons pu radiographier quelques-unes de ces pièces. On y retrouve toutes les modifications que nous avons déjà décrites, mais à un degré bien plus avancé.

La substance compacte a à peu près complètement disparu, on ne trouve plus que çà et là un très faible liséré discontinu et d'une minceur extrême.

La substance médullaire est raréfiée au dernier point. Il existe seulement quelques rares travées diffuses irrégulières, embrouillées sans ordre, et limitant des lacunes de plus en plus larges et nombreuses (pl. XXI).

La cavité médullaire centrale de l'os est augmentée de volume; elle remonte presque jusqu'à la surface articulaire dont elle n'est séparée que par une mince lamelle de travées raréfiées. Cette cavité est remplie d'une substance grasse, épaisse qui ressemble au contenu d'une loupe ou d'une kyste sébacé. Il n'y a plus aucune trace de cartilage sur la surface de revêtement. Cette phase paraît être l'aboutissement ultime du processus rhumatismal.

Ces considérations nous permettent de conclure qu'il est vraiment intéressant de faire l'étude anatomo-pathologique du squelette dans le rhumatisme chronique; au moyen de la photographie de coupes minces par les rayons de Röntgen.

Cette étude pourrait être étendue très utilement à toute la pathologie osseuse (ostéites, ostéo-myélite, rachitisme, ostéo-sarcome, etc.). On pourrait peut-être tirer de là une série de renseignements précieux pour l'histoire de ces différentes affections.

Observation XXXVIII

Hospice du Perron (M. le professeur Renaut).

Rhumatisme chronique polyarticulaire déformant, ayant succédé à du rhumatisme articulaire aigu. — Ostéomalacie.

Veuve C..., soixante-douze ans, tisseuse, salle Sainte-Clotilde, n° 23.

Rien dans les antécédents héréditaires.

Sujette aux rhumes et aux bronchites, mais pas de misère ni de privations ; pas d'humidité. Réglée à seize ans, ménopause à quarante-huit ans. Très bonne santé habituelle, aucune maladie grave.

Début. — A cinquante-quatre ans par des poussées aiguës multiples avec fièvre, rougeur, gonflement, douleur frappant successivement toutes les articulations du corps, puis passant à l'état chronique et amenant des déformations soit des ankyloses, soit des subluxations avec une certaine laxité articulaire.

Etat actuel. — Depuis longtemps la malade n'a pas quitté son lit, elle y est recroquevillée sur elle-même dans l'immobilité absolue ; les membres inférieurs occupant les positions les plus invraisemblables, sans douleur. L'activité de son rhumatisme paraît actuellement éteinte.

Aux membres inférieurs, les pieds présentent du gonflement, surtout à gauche, mais pas de déformation bien marquée.

Les deux jambes sont placées en demi-flexion et ne peuvent être ramenées en extension. Les genoux sont déformés et tuméfiés, mais ne sont plus douloureux.

Aux membres supérieurs, les coudes jouissent de mouvements assez étendus, mais ces mouvements sont un peu douloureux. Les mains sont déformées ; la main gauche ramenée sur le bord cubital.

Les doigts ne servent plus à saisir les objets. Déformations de l'épaule, de la colonne des articulations costales. Rien au cœur.

Aux poumons, quelques râles ronflants.

Urines : ni sucre ni albumine.

Sur la fin, albuminurie tardive.

Autopsie. — Rien de particulier aux organes viscéraux.

Ostéomalacie de tout le squelette, les os sont friables et se laissent couper au couteau par place comme des os décalcifiés. Infiltration graisseuse énorme de toutes les cavités médullaires des os ainsi que des extrémités articulaires.

Analyse des urines et Courbe uroséméiographique.

COEFFICIENT UROLOGIQUE = 47,9	MOYENNE DE 3 Analyses	NORMALES pour 47.9 unités de COEFFICIENT urinaire	RAPPORTS à la normale représenté par 100
Volume en 24 heures . . .	810cc	1149cc	70
Eléments fixes à 100° . . .	20,00	47,90	41
Acidité (en Ph^2O^5) . . .	0,449	1,437	31
Chlorures (en NaCl). . . .	8,00	7,85	101
Acide phosphoriq. (en Ph^2O^5)	0,720	2,395	30
Acide urique	0,752	0,479	156
Urée.	8,20	21,55	38
Azote de l'Urée. . . .	3,821	10,042	38
Azote total	5,234	11,157	46
Coefficient d'oxydation. . .	0,73	0,90	81

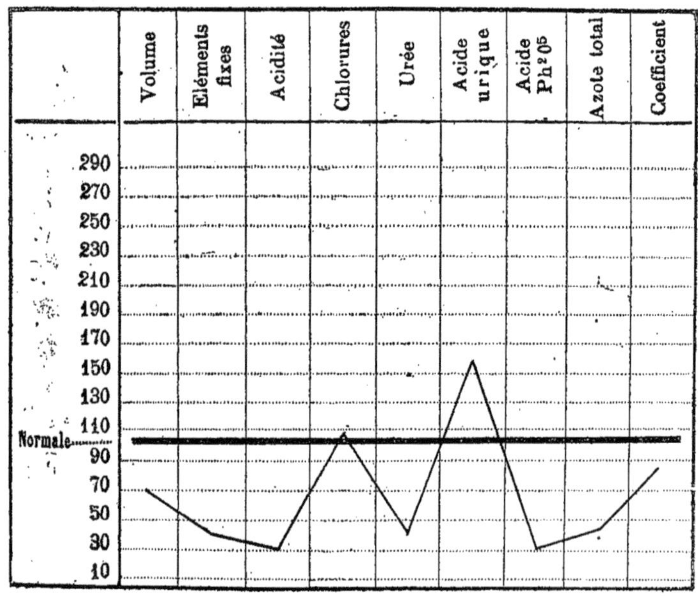

Observation XXXIX

Hospice du Perron (M. le professeur Renaut).

Rhumatisme articulaire aigu. — Rhumatisme chronique déformant. — Rétrécissement aortique. — Autopsie. — Ostéomalacie de tout le squelette.

Car..., cinquante-neuf ans, couturière, salle Sainte-Marguerite, n° 7.

Entrée en 1881.

Mère rhumatisante. Un frère mort probablement tuberculeux.

Réglée à onze ans. Ménopause à quarante ans.

A trois ans, a été exposée au froid humide, couchée sur la terre, prend des contractures, garde pendant seize mois des contractures du cou et depuis des raideurs dans les membres.

A vingt et un ans, crampes douloureuses et soubresauts dans les membres. Crises hystériques.

En 1852, à trente ans, première attaque de rhumatisme articulaire aigu généralisé, suivi de plusieurs autres à diverses époques, la dernière en 1876.

En 1880, chagrins violents, perte de son mari et de sa fortune.

La malade a eu plusieurs crises d'asystolie depuis quinze ans.

A son entrée. — Au cœur, souffle systolique de la base, propagé dans les vaisseaux du cou. Palpitations, essoufflement.

Tremblement fréquent et agité de la tête. Parole saccadée. Névralgies atroces persistantes. Sensibilité normale. Pas de convulsions, ni de contractures. Pas d'atrophie musculaire. Déformations articulaires des phalanges, phalangines et phalangettes. Elles sont rouges et gonflées. Hyperosthose des têtes articulaires. Phalangettes fléchies.

Rétraction de l'aponévrose palmaire. Déformation du poignet droit. Douleur à la pression. Déformation des orteils. Hyperesthésie des articulations, raideur des mouvements, parfois contractures spasmodiques.

Urines : ni sucre ni albumine.

Pendant son séjour au Perron, la malade a présenté divers accidents :

Des vomissements sanglants assez fréquents, du purpura des membres inférieurs. Une tumeur du sein droit avec phénomènes d'inflammation et vives douleurs.

Céphalée, névralgies, tremblements très accentués et augmentés par l'émotion. Puis des urines hématuriques et de l'albumine. Enfin, elle a présenté du *rhumatisme* de la colonne cervicale : tête inclinée sur l'épaule gauche, douleurs très vives, mouvements impossibles ; déformation cervicale qui a persisté.

La tumeur du sein a peu à peu disparu.

Juillet 1894. — Malade confinée au lit depuis longtemps. Torticolis de plus en plus accusé ; les mouvements provoqués sont très douloureux et arrachent des cris. Poussée congestive avec râles fins aux poumons.

Etat général de plus en plus mauvais. Peau sèche et rugueuse. Température : 38°5. Urines contenant de l'albumine.

Morte le 19 juillet 1894, à soixante-douze ans.

Autopsie. — Ostéomalacie très marquée de tout le squelette. Ses côtes sont très flexibles et la cage thoracique s'affaisse sous la moindre pression. On produit facilement une fracture des os de l'avant-bras.

Déviation très considérable de la colonne dorso-lombaire dans le sens antéro-postérieur. Ensellure énorme. Le couteau s'enfonce avec une extrême facilité dans les corps vertébraux.

Foie, 800 grammes, déformé. Calcul dans la vésicule. Cœur, 250 grammes. Orifices normaux. Quelques plaques d'athérome sur les valvules sigmoïdes de l'aorte et le long de ce vaisseau. Reins, 60 grammes, petits, contractés, séniles. Poumons, un peu d'œdème agonique, surtout à gauche.

Cerveau : pas de ramollissement. Œdème énorme ; à l'incision de la dure-mère, il s'écoule envion 250 grammes de liquide clair transparent.

La moelle paraît intacte, toutefois, il semble qu'il y ait un peu de compression au niveau de la région cervicale du fait de la déviation et du ramollissement des vertèbres.

CHAPITRE VII

Histologie pathologique du rhumatisme chronique.

On en est resté, pour l'anatomie pathologique du rhumatisme chronique, aux descriptions de Charcot et de Vergely.

La thèse de Vergely est bien le travail le plus important que l'on connaisse sur la question. Ses conclusions sont appuyées sur l'autorité de ses maîtres Cornil et Ranvier qui ont reproduit à peu près la même description dans leur *Traité d'histologie pathologique*

En 1865, Ollivier et Ranvier avaient eu la bonne fortune de faire l'examen microscopique des articles d'un malade mort accidentellement au cours d'une fluxion articulaire aiguë. Ils montrèrent que les lésions intéressent la synoviale et les cartilages diarthrodiaux et qu'elles s'y comportent de la même façon (hypertrophie des chondroplastes avec prolifération des cellules et segmentation de la substance fondamentale). Ils rapprochèrent donc au point de vue anatomique, la forme aiguë de la forme chronique du rhumatisme. C'est cette même idée que Charcot exprimait quand il disait : « Les lésions du rhumatisme chronique ne sont que la plus haute expression des lésions de la forme aiguë ; elles correspondent à une phase plus avancée du travail morbide. »

En résumé, le rhumatisme chronique était caractérisé anatomiquement, pour ces auteurs, par des lésions primitives du cartilage et des altérations secondaires plus tardives des os.

Dans le cartilage on notait la prolifération des cellules cartilagineuses, l'ouverture de leurs capsules, leur déversement dans l'articulation provoquant l'altération velvétique, la dégénérescence graisseuse de la substance fondamentale, sa transformation fibrillaire, la formation des ecchondroses.

Dans les extrémités osseuses articulaires on trouvait des végétations ostéo-cartilagineuses, l'ossification du cartilage; formation d'un bourrelet périostique, éburnation et infiltration graisseuse.

Du côté de la synoviale, les lésions sont considérées comme constantes: inflammation, vascularisation, épaississement; certains auteurs auraient même une tendance à en faire la lésion primordiale, témoin Bouillaud. Ce paraît être aussi l'opinion de Strümpell qui distingue deux périodes dans l'évolution des lésions :

1° Processus d'arthrite chronique commune tant qu'il reste limité à la capsule synoviale et au tissu conjonctif périarticulaire (type fibreux) ;

2° Ce processus passe insensiblement à celui d'arthrite déformante quand le cartilage et les extrémités osseuses participent à la maladie et contribuent aux déformations.

Si maintenant nous étudions analytiquement l'anatomie normale d'une articulation, nous nous rendrons très bien compte du rôle que peut jouer l'inflammation de la synoviale sur le début des altérations du cartilage.

L'extrémité osseuse articulaire est recouverte d'un cartilage d'encroûtement dit cartilage diarthrodial. Ce cartilage présente trois assises superposées qui sont, de la surface libre vers l'os :

1° Une assise superficielle dans laquelle les cellules cartilagineuses sont orientées parallèlement à la surface ; nous l'appellerons avec M. le professeur Renaut, *la bandelette articulaire;*

2° Une couche moyenne c'est le cartilage d'encroûtement proprement dit constitué par des groupes isogéniques coronaires disposés sans ordre. Ceux-ci diffèrent dans l'axe de l'os, c'est-à-dire là où il y a des appuis et sur les côtés. Les cellules cartilagineuses sont beaucoup plus grosses dans l'axe et plus petites sur les côtés confinant aux reflets de la capsule articulaire.

Il semble donc que le maximum de l'activité fonctionnelle du cartilage mesurée par l'état de nutrition de ses éléments soit plus actif au centre articulaire que sur les côtés. En revanche sur les côtés les cellules cartilagineuses petites à capsule moins distincte présentant aussi dans leurs intervalles moins de substance chondro-chromatique sont demeurées jusqu'à un certain point embryonnaires ou plus rapprochées de cet état ;

3° Une couche profonde ou calcifiée qui, ayant subi l'imprégnation calcaire, devient par ce fait imperméable et dépourvue dans l'état normal de toute variation histologique.

Nous savons, d'autre part, que le tissu cartilagineux adulte ne contient pas de vaisseaux. Les liquides cristalloïdes qui entretiennent la vie de ses cellules pénètrent par diffusion à travers la substance fondamentale. Or, ces liquides nutritifs ne peuvent pas venir des vaisseaux de l'os médullaire sous-jacent, car la couche calcifiée imperméable s'oppose à cette dialyse. Ils sont fournis par les vaisseaux de la synoviale directement en contact avec la bandelette articulaire sur les parties latérales.

On conçoit dès lors qu'une inflammation de cette membrane ait un retentissement immédiat sur la bandelette articulaire d'abord, sur le cartilage ensuite. C'est précisément ce qui se passe dans le rhumatisme articulaire aigu et chronique.

Morphologiquement la bandelette articulaire appartient primitivement à l'articulation au même titre que la synoviale. C'est une partie du mésocondre primitif rejetée contre le modèle de l'os de chaque côté de la fente articulaire primordiale, partie ayant subi l'évolution cartilagineuse et d'autre part soudée au modèle cartilagineux des extrémités des os entre lesquels s'est établie l'articulation. Le processus du rhumatisme est donc à point de départ articulaire. C'est une arthrite à proprement parler.

Nos recherches personnelles ont confirmé la description classique de nos devanciers en grande partie. Nous passerons donc rapidement sur tous les faits déjà acquis et nous nous contenterons d'insister davantage sur quelques points nouveaux qui nous paraissent de nature à éclairer un peu la marche du processus des arthrites déformantes.

Toute cette partie de notre travail a été faite dans le laboratoire de M. le professeur Renaut ; nos préparations ont été soumises à son examen et nous le remercions bien vivement de nous avoir donné, pour les interpréter, l'appui de sa haute compétence.

Technique. — Nos pièces anatomiques ont été fixées par diverses méthodes : soit par exposition aux vapeurs osmiques à 1 pour 100, puis alcool fort ; soit par l'alcool fort seul ; soit par le liquide de Muller.

Après divers tâtonnements et essais de plusieurs formules de liquide décalcifiant, nous nous sommes arrêté à celle qui a donné de si bons résultats à M. Malassez dans ses recherches sur les épithéliums paradentaires.

Acide picrique à saturation. . . 100 vol.
Acide azotique pur. . . . . . . 2 vol.

Ce liquide a l'avantage de décalcifier assez rapidement les morceaux de petit volume tout en parachevant la fixation des éléments cellulaires qui ne sont aucunement altérés. Si on a soin de faire suivre le bain décalcifiant d'un lavage un peu soigneux à l'eau courante, le tissu osseux ne garde plus aucune imprégnation picrique ou azotique, et on n'est gêné pour aucune des colorations ultérieures. L'hématéine-éosine, le picro-carmin, le carmin chlorhydrique, le carmin aluné, la thionine, etc., donnent tous d'excellentes colorations.

La méthode d'inclusion à la paraffine, en nous permettant d'obtenir des coupes larges portant sur une articulation tout entière : synoviale, surfaces articulaires, têtes osseuses et même diaphyses sous-jacentes sur une certaine longueur, nous a rendu de grands services. C'est elle qui nous a permis d'étudier la marche et la topographie des lésions ainsi que les rapports des divers éléments entre eux sur des coupes bien orientées. En examinant ensuite des coupes similaires provenant d'articulations saines, on tirait de cette comparaison des renseignements précieux.

Marche générale du processus. — La marche générale du processus est toujours la même, quelle que soit l'articulation considérée.

Le début se fait par la synoviale et la bandelette articulaire. Parfois il y reste longtemps localisé, présente une marche lente ; d'autresfois l'extrémité osseuse est rapidement intéressée.

Il se produit une augmentation de volume de la tête articulaire qui se traduit par des soufflures latérales avec amincissement de l'os périostique au voisinage du point d'union de la diaphyse avec l'extrémité du cartilage d'encroûtement (fig. 2).

Bientôt ce point aminci est abordé de front par des bourgeons érodants partis de la synoviale, qui en déterminent l'ostéoporose en le perçant de trous (fig. 6). Il en résulte sur les coupes une interruption ou « *manque latérale* » et la surface articulaire n'étant plus soutenue s'effondre sur l'extrémité de la diaphyse (fig. 8). A ce moment la déformation qui existait déjà s'accentue mais à elle s'ajoute la déviation par suite du changement de rapport des surfaces articulaires et de la subluxation qui en résulte.

Après cet écroulement de l'articulation, le cartilage central disparaît rapidement laissant à nu l'os éburné. Sur les côtés, au contraire, il se produit souvent un bourgeonnement dans la portion recouverte par la synoviale.

Ce processus actif se traduit, soit par des formations cartilagineuses (ecchondroses), soit par des végétations ostéo- cartilagineuses formant des corps étrangers articulaires libres ou appendus aux franges de la synoviale ; soit par un bourrelet osseux périphérique donnant naissance à des nodosités d'Heberden, soit encore par un tissu d'ankylose parti de la synoviale et des débris du revêtement cartilagineux pour se joindre à celui qui vient de l'autre surface articulaire formant ainsi une trame fibreuse solide qui limite de plus en plus les mouvements et peut même aboutir à une demi-ossification.

Pendant ce temps, l'os médullaire se raréfie ; il subit l'infiltration graisseuse. Peu à peu, la décalcification s'accentue, le tissu compact de la diaphyse se transforme en tissu fibreux, le squelette se ramollit insensiblement aboutissant à une sorte d'ostéomalacie qui paraît être l'épisode ultime du processus.

Maintenant que nous avons rapidement parcouru tout le cycle des lésions articulaires et osseuses, nous allons étudier en détail ses principales étapes.

Synoviale. — Cette membrane présente des altérations d'une façon constante et ces dernières paraissent être les premières en date. En d'autres termes, la synovite précède l'arthrite.

En effet, sur des articulations dont les extrémités osseuses sont saines, dont les surfaces cartilagineuses sont à peine atteintes, la synoviale est déjà profondément lésée.

Elle est épaissie, très fortement vascularisée, bordée d'énormes franges. Elle coiffe l'extrémité du cartilage articulaire et le dépasse en dehors de l'articulation. Il semble même qu'elle agisse activement dans la formation de l'échancrure latérale en pénétrant à la façon d'un coin vulnérant à travers l'os périostique aminci (fig. 6). Dans tous les cas, une fois que cette échancrure est formée, les vaisseaux de la synoviale s'y frayent un passage et entrent en communication avec ceux de l'os médullaire. A partir de ce moment-là le processus osseux paraît entrer dans une période beaucoup plus active.

Il semblerait donc que la synoviale soit le *primum movens* des lésions articulaires et osseuses. Nous avons vu tout à l'heure comment elle influençait directement la bandelette articulaire, nous venons de voir maintenant comment elle précipite la marche des altérations de l'extrémité osseuse.

Cartilage. — C'est certainement le cartilage d'encroûtement qui présente les lésions les plus intéressantes et les plus variées. Elles intéressent les capsules cartilagineuses et la substance fondamentale ; elles marchent toujours de la surface vers la profondeur.

Au début la bandelette articulaire est seule affectée. La substance fondamentale présente une légère striation superficielle et les groupes isogéniques perdent leur orientation primitive.

Les capsules cartilagineuses se mettent à proliférer les unes sans ordre dans toutes les directions, d'autres par groupes formant des capsules secondaires au sein d'une capsule primitive prodigieusement agrandie.

A la surface, la substance fondamentale d'abord légèrement striée ne tarde pas à subir la transformation fibrillaire. Il se forme alors un ruban plus ou moins large qui marque le contour de la surface cartilagineuse. Au-dessous de lui viennent s'amasser les capsules qui continuent à proliférer et qui s'ouvrent les unes dans les autres. Le ruban fibrillaire subit de ce fait des poussées qui le font céder en divers points. Le contenu des capsules peut alors se déverser librement dans l'articulation.

Bientôt le ruban fibrillaire disparaît dans toute la longueur et la surface du cartilage prend un aspect dentelé irrégulier. Les capsules les plus superficielles se déversent dans l'articulation laissant entre elle des éperons de substance fondamentale qui se résorbent plus lentement.

La zone intermédiaire au cartilage calcifié et à la bande articulaire subit aussi une série de modifications très remarquables.

Des groupes isogéniques coronaires allongés dans le sens de l'axe de l'os et séparés par des travées légèrement osséinisées, répondant aux anciennes travées directrices, semble jaillir vers la surface un mouvement de remaniement très singulier et qui de plus est caractéristique.

Dans la partie profonde de cette zone prennent naissance des groupes isogéniques axiaux aboutissant à la formation d'un cartilage sérié bien différent de celui qui se développe pendant l'ossification. Chaque groupe dans son entier forme une sorte de fuseau, les cellules du ventre étant plus grosses, celles des extrémités plus petites ; et ces fuseaux tout en ayant une orientation àpeu près commune qui les fait monter dans l'axe, ont chacun néanmoins un sens différent et ne sont pas parallèles comme dans les cartilages sériés.

Plus on s'approche de la surface ou des côtés, plus leur direction devient indépendante soit par série, soit individuellement ; de telle façon qu'il semble monter de la région axiale un éventail de groupes isogéniques axiaux qui sur les côtés se brouillent dans une série de sens.

Dans leurs intervalles il se forme aussi des groupes isogéniques coronaires irréguliers et la substance fondamentale subit une sorte de fibrillation très fine. Les trabécules parallèles marchent par série dans des sens variés, mais d'une manière générale de façon à croiser la direction des groupes isogéniques ascendants. Ceux-ci semblent formés d'éléments d'autant plus embryonnaires qu'ils sont plus voisins de l'ancienne bande articulaire. Comme s'ils montaient pour s'engager dans celle-ci, s'y ouvrir et se dégager ensuite par le mécanisme indiqué par Cornil et Ranvier.

Sur certains points, principalement sur les côtés la transformation colloïde s'accuse. La substance fondamentale fait alors des plis qui apparaissent sous forme de grosses travées irrégulières et se morcellent en bloc, emportant des cellules plus ou moins altérées. Cette transformation suscite au voisinage des points où se détachent les blocs un ultime effort de prolifération aboutissant à la formation de nids allongés bourrés de cellules cartilagineuses qui se touchent toutes.

Tout ceci donne la clef de l'altération velvétique. Les lignes de moindre force répondent aux intervalles des séries axiales d'une part; mais cette altération dépend encore davantage du sens de la fibrillation du cartilage.

Cela explique comment il y aura plus tard dans le cartilage des pertes de substance parallèles entre elles rendant le cartilage fibroïde et ceci dans une série de sens. Comment aussi les chemins que prennent à travers le cartilage les bourgeons fibreux venus de la synoviale ou de la moelle auront une orientation droite ou oblique ou dans n'importe quel sens.

Nous n'insistons pas sur les lésions de l'altération velvétique à la période d'état, bien décrites dans tous les ouvrages classiques.

Dans les articulations où comme celle du genou la capsule articulaire est fibro-cartilagineuse ou bien dans les ligaments croisés également fibro-cartilagineux, les cellules fixes occupant les intervalles des faisceaux chondrinisés deviennent très étroites, se chargent de gouttes de graisse et prolifèrent aussi de manière à donner des espèces de groupes isogéniques fusiformes.

Ces cellules poussent souvent des prolongements tout comme celles d'un enchondrome et à une certaine distance du point d'insertion on en voit qui ont formé des groupes isogéniques soit axiaux, soit coronaires, dans lesquels ces éléments sont en réalité des cellules de cartilage ramifiées comme dans ceux de la tête des céphalopodes.

Nous en aurons fini avec les lésions du cartilage quand nous aurons dit que, dans certains cas, il subit la transformation fibreuse et produit un tissu d'ankylose reliant solidement les surfaces articulaires entre elles. Assez souvent le cartilage s'ossifie. Nous reviendrons bientôt sur ces formations en traitant des corps étrangers, des ecchondroses et des ankyloses du type ostéo-fibreux.

Soufflure; Echancrure latérale; Effondrement. — L'étude de ce processus est des plus intéressantes, car elle rend compte de quelle façon se produit la dislocation des articles. Elle explique admirablement les déformations et aussi les déviations qui lui succèdent.

Quand on examine une extrémité osseuse articulaire normale dont on a pratiqué des coupes perpendiculaires à la surface et bien orientées, on constate la disposition suivante :

La surface articulaire est tapissée par une couche de cartilage au-dessous duquel existe une bande osseuse continue sous-chondrale. Ce cartilage se termine de

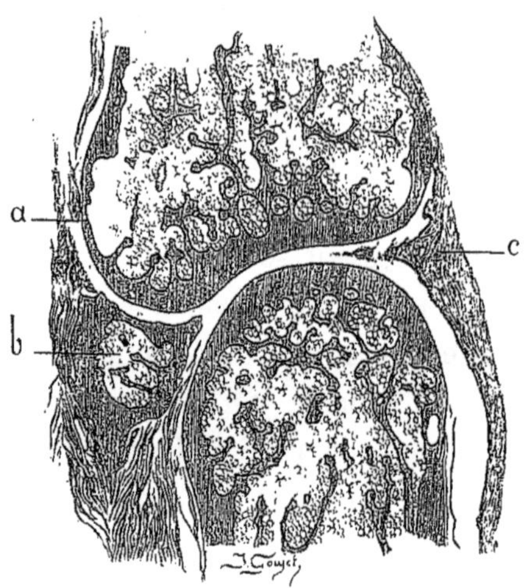

Fig. 1. — Articulation phalangienne normale

Les surfaces articulaires ont une forme régulière. Structure régulière homogène des extrémités osseuses.
a) Os périostique. — *b)* Os sésamoïde. — *c)* Tissus périarticulaires.

chaque côté par une partie effilée à laquelle succède l'os périostique sous forme de ruban mince, mais ne présentant aucune solution de continuité (fig. 1). C'est vers le point de jonction du cartilage et de l'os périostique que se trouve l'insertion de la synoviale.

Les travées havériennes sont assez régulièrement

réparties dans toute l'extrémité osseuse, elles sont cependant plus denses dans le milieu que sur les côtés.

Dans l'articulation atteinte par le processus rhumatismal, la tête osseuse augmente de volume. Ce phénomène

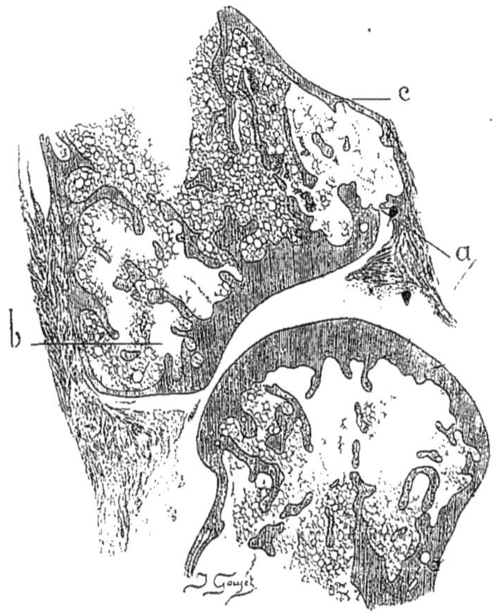

FIG. 2. — ARTICULATION PHALANGIENNE DÉBUT DES LÉSIONS

Les surfaces articulaires ont perdu leurs rapports. Légère subluxation.
a) Echancrure ou « manque latérale ». — *b)* Soufflure latérale. — *c)* Amincissement de l'os périostique au voisinage de la soufflure.

ne se produit pas d'une façon régulière; toutes les parties de l'extrémité articulaire n'y prennent point une égale part.

Il se produit principalement aux dépens des parties atérales qui deviennent le siège d'une sorte de boursouflure (fig. 2).

La soufflure latérale semble résulter d'une véritable

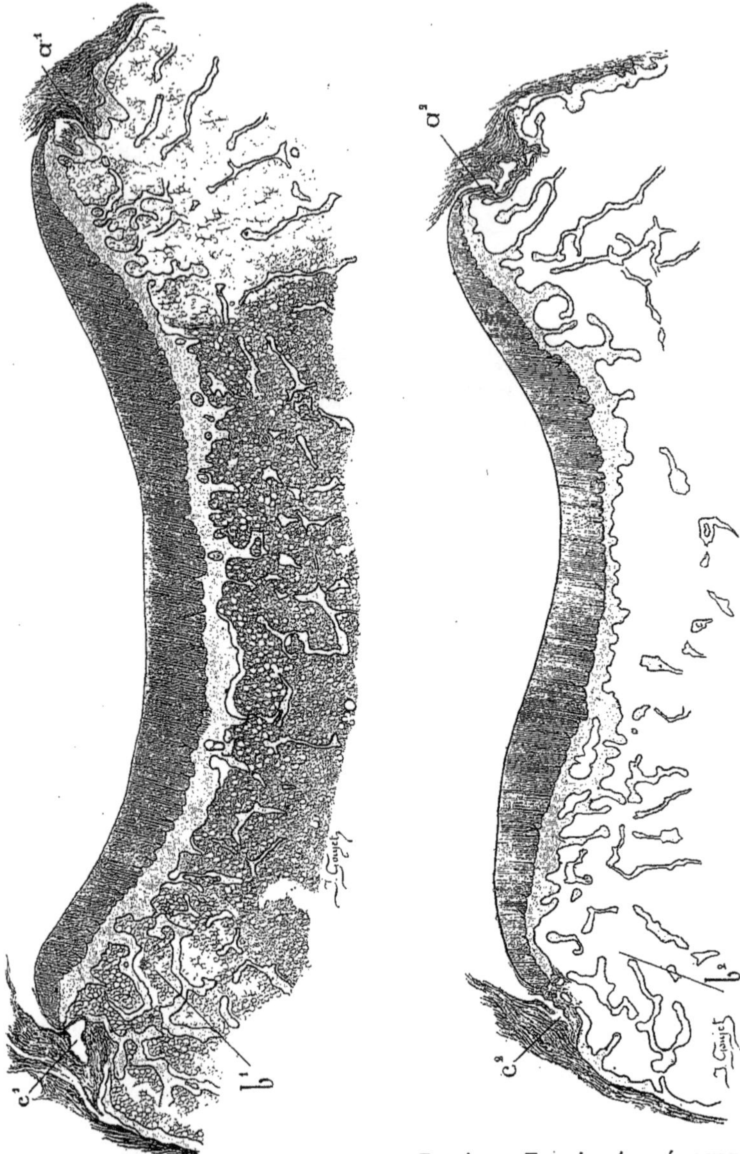

FIG. 3. — EXTRÉMITÉ INFÉRIEURE DU RADIUS

a^1 et c^1) Formation de la « manque latérale » par pénétration du coin vulnérant. Solution de continuité de l'os périostique. Première étape.

FIG. 4. — EXTRÉMITÉ INFÉRIEURE DU RADIUS

a^2 et c^2) Formation de la « manque latérale » ; élargissement de la perte de substance Deuxièmestade.

b^2) Soufflure latérale.

b^1) Production de la soufflure latérale par infiltration graisseuse. Vésicules adipeuses au contact distendant les mailles osseuses.

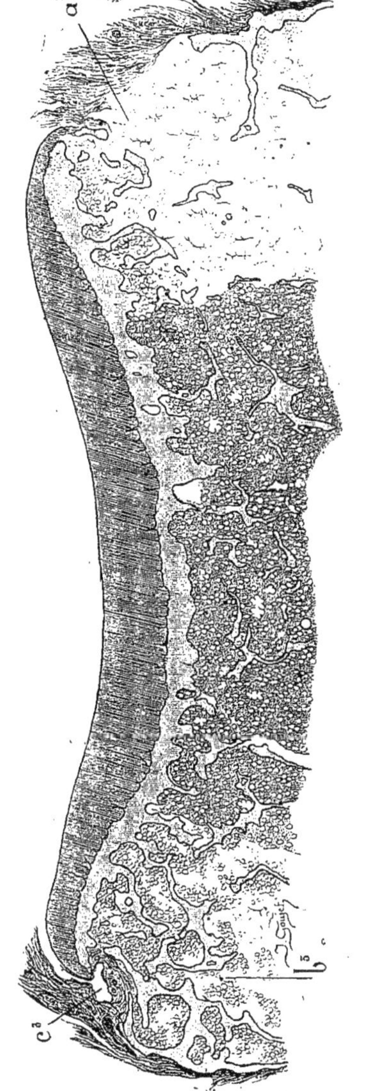

Fig. 5. — Extrémité inférieure du radius

a^3 et c^3) Agrandissement progressif de la « manque latérale » : le plateau articulaire n'est plus du tout soutenu. Troisième stade. — b^3) Soufflure et infiltration graisseuse. Les vésicules adipeuses sont bien plus abondantes à ce niveau. Elles sont plus disséminées dans la partie médiane de l'os.

distension de chacun des petits systèmes osseux d'origine médullaire par le passage en bloc à l'état adipeux de la moelle primitivement rouge (fig. 3 et 5). Là, en effet, beaucoup plus que dans l'axe on trouve des îlots adipeux à grandes vésicules occupant chaque maille. Les lames concentriques qui bordent ces mailles, représentant la formation osseuse médullaire, s'étalent et s'amincissent au fur et à mesure que croît l'îlot adipeux; et de plus ces travées osseuses deviennent souples évidemment déjà un peu ostéomalaciques. Chaque maille semble donc s'agrandir comme pour permettre au tissu adipeux de prendre place.

L'ensemble des mailles agrandies détermine naturellement la soufflure générale.

En effet l'os périostique s'amincit du même pas que les travées s'amincissent et se distendent. D'autre part, la

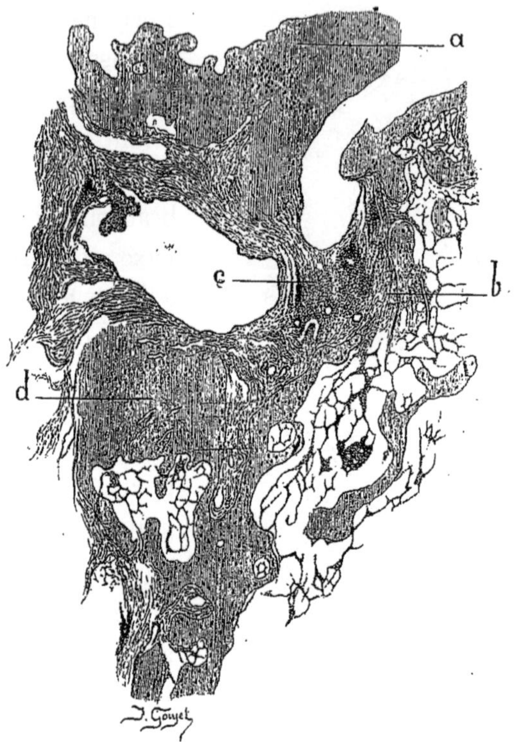

Fig. 6. — Articulation phalangienne

Formation du coin vulnérant, sa pénération à travers l'os périostique entamé par l'ostéoporose.

a) Extrémité de la phalange supérieure. — *b)* « Manque latérale ». — *c)* Coin vulnérant, tissu conjonctif jeune très vasculaire parti du reflet de la synoviale. — *d)* Bourgeonnements osseux des parties latérales au-dessous de l'échancrure.

formation des pelotons adipeux aux dépens de la moelle étant irrégulière, il en résulte que la coque osseuse latérale est inégalement soulevée dans nombre de cas. Ceci explique bien l'inégalité des saillies latérales des os au pourtour des articles déformés.

Tout ce processus, il importe de le faire remarquer, se passe sans ostéite aucune ou du moins celle-ci, si elle existe

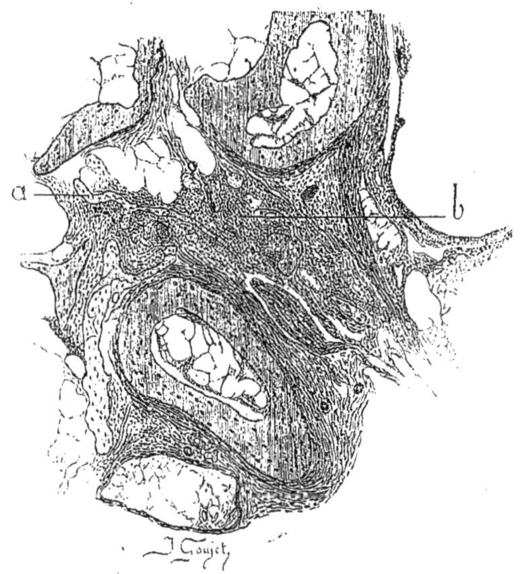

Fig. 7. — Extrémité d'un métacarpien au niveau de la « manque latérale »

Aspect et structure du coin vulnérant au moment de sa pénétration à travers l'os périostique.

a) Vaisseaux sanguins remplis de globules. — *b)* Tissu conjonctif jeune au stade muqueux.

au début, ne laisse à aucun stade de nos observations non plus aucune trace. Plus d'ostéoblastes ni de cellules à noyaux multiples le long des travées, entre la moelle adipeuse et celles-ci. Simple processus d'atrophie par conséquent. On voit bien çà et là dans les os à moelle rouge permanente, comme les phalanges, quelques îlots de moelle rouge épars au sein du tissu adipeux ; nulle part on ne voit d'érosion, de section, de pointes de résorption comme dans l'ostéite, sinon en la région toute particulière répondant à l'ostéoporose latérale sur l'os vu en entier et à la « manque latérale » due à la section des trous d'ostéoporose.

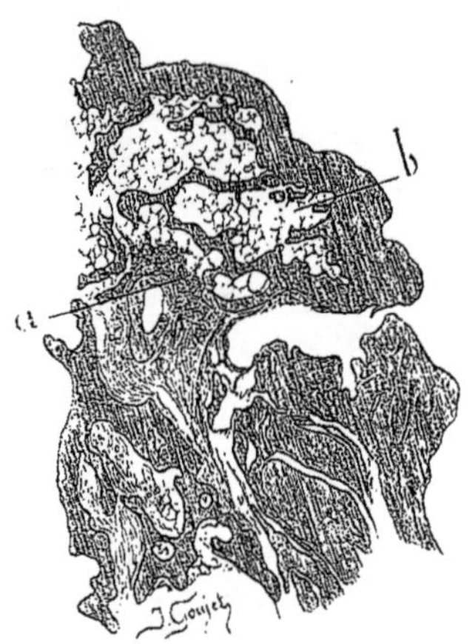

Fig. 8. — Extrémité d'un métacarpien

Effondrement du plateau articulaire sur la diaphyse refoulant les tissus périarticulaires et synoviaux au-dessous de lui.
a) « Manque latérale » dans l'os périostique au point qui a cédé. — *b)* Portion du plateau articulaire qui s'est affaissée.

Voici, quant à cette ostéoporose latérale, ce que nous avons observé. Des bourgeons de tissu connectif embryonnaire au stade muqueux, renfermant de gros vaisseaux ou adultes ou du type fœtal ; infiltrés de nombreuses cellules lymphatiques et çà et là de globules rouges extravasés et de masses de pigment, etc. (fig. 6 et 7), bref, de véritables bourgeons charnus viennent butter latéralement contre la diaphyse, l'érodent largement et font communiquer dans les coupes, souvent sur de vastes espaces, le tissu médullaire de la tête osseuse avec les tissus péri-articulaires de signification synoviale. L'os, par suite de ce mouvement, perd latéralement toute solidité vers le point d'union de la diaphyse amincie avec le cartilage d'encroûtement. Le plateau articulaire n'est plus soutenu (fig. 3, 4, 5). Là est la clef de l'écroulement qui joue un rôle si particulier dans le processus de l'arthrite déformante. Sous l'influence d'un mouvement, d'un effort ou simplement par suite de la pression constante qu'exerce sur lui le poids du squelettele, le plateau articulaire s'effondre sur la diaphyse repliant sous lui les débris de l'os périostique que l'échancrure latérale a épargnés (fig. 8). Ainsi se produit la dislocation de l'article. Suivant que le plateau articulaire a basculé plus ou moins en avant ou en arrière, la déviation ou la subluxation s'accentue de tel ou tel côté.

Dans d'autres cas l'échancrure latérale, au lieu de se produire sur tout le pourtour de la bordure articulaire, ne se creuse que d'un seul côté. On assiste alors à la formation de ces déviations latérales qu'on observe assez fréquemment aux doigts des rhumatisants.

Processus de bourgeonnement.—(Ecchondroses; corps étrangers articulaires; nodosités d'Heberden; tissus d'ankylose).

Ce processus de bourgeonnement semble le plus souvent succéder à l'effondrement articulaire, cependant dans quelques cas, il peut exister aussi indépendamment de lui (nodosités d'Héberden).

C'est dans le pied des bourgeons créateurs de l'ostéoporose latérale que, par un processus inverse à celui de l'érosion, peuvent se produire les nodules, origine des ecchondroses et des osthéophytes (fig. 6).

Les uns et les autres semblent commencer par un tissu un peu particulier, dans lequel au sein de la substance fondamentale du bourgeon devenu fibroïde, puis chondrinisé, on voit apparaître des cellules beaucoup plus analogues à celles du tissu cartilaginiforme des tendons et du tissu ostéoïde des cartilages calcifiés des Raies, qu'aux éléments du cartilage embryonnaire ordinaire. Souvent aussi, il vient se mêler à ce tissu des blocs cartilagineux vrais, provenant vraisemblablement de l'écroulement de certaines portions latérales du cartilage d'encroutement.

Nous n'insistons pas davantage sur ces productions qui ne jouent du reste dans le processus de l'arthrite déformante qu'un rôle plutôt accessoire et contingent.

Les ecchondroses ont été d'ailleurs très bien décrites, par Cornil et Ranvier, qui leur attribuent une formation un peu spéciale. D'après ces auteurs, à mesure que le cartilage disparaît au centre du revêtement, il se fait une production exubérante à la périphérie. Ces deux lésions sont causées par le même processus ; la différence vient de ce que le pourtour du cartilage est recouvert par la synoviale et que les éléments proliférés s'accumulent au-dessous de cette membrane au lieu d'être rejetés dans la cavité articulaire comme cela se passe au centre. A la longue, les ecchondroses peuvent s'ossifier et devenir le point de départ d'ostéophytes.

Les corps étrangers articulaires sont libres ou pédiculés. Le pédicule n'est autre que la frange synoviale au sein de laquelle ils se sont développés.

A l'œil nu, ces corps ont une apparence cartilagineuse, un aspect blanc, brillant, nacré. Quand on essaye de les couper, on est parfois étonné de rencontrer une énorme résistance. Pour certains, nous avons été obligé de recourir à la décalcification. Le microscope nous a montré, en effet, que ces corps sont en grande partie osseux.

Le tissu osseux forme une coque assez épaisse au centre de laquelle on rencontre une sorte de magma dégénéré. Au sein de ce magma, on trouve çà et là quelques capsules cartilagineuses parfaitement reconnaissables. Ou bien sur les bords du tissu osseux, on aperçoit quelque mince filon de cartilage en voie de calcification.

La nodosité d'Heberden paraît due à une sorte de végétation osseuse, exubérante qui se produit aux dépens de l'os périostique et du bourrelet périphérique de la surface articulaire. L'os périostique est constamment épaissi, on ne trouve plus dans ce cas la cloison grêle qui relie la surface articulaire à la diaphyse ; elle est remplacée par une bande épaisse, osseuse ou ostéo-fibreuse.

Aussi, dans ces conditions, on ne voit plus se former l'échancrure latérale ni l'effrondement de la surface articulaire, ou bien si ce phénomène se produit, c'est d'un seul côté. Voilà pourquoi la déviation latérale est relativement plus fréquente chez les malades atteints de nodosités d'Heberden que chez ceux qui présentent la forme ordinaire du rhumatisme.

L'ankylose est due à une néoformation de tissu fibreux. Ce tissu peut à la longue s'ossifier totalement ou en partie et, à l'ankylose fibreuse succède l'ankylose osseuse. C'est aux dépens de la synoviale et aussi du cartilage d'encroûtement que se forme le tissu fibreux. La synoviale enflammée bourgeonne, envoie des prolongements entre les deux surfaces articulaires. De leur côté, les cartilages ne restent pas inactifs ; les capsules cartilagineuses disparaissent et la substance fondamentale subit la transformation fibrillaire.

Il se forme des espèces de tourbillons fibrillaires qui vont se mêler aux prolongements de la synoviale et constituent un tissu dense qui remplit bientôt toute la cavité articulaire en s'édifiant insensiblement en véritable tissu fibreux.

Cette transformation fibreuse se continue au dessous, aux dépens des couches profondes du cartilage qui existent encore, jusqu'à leur disparition complète. Le processus d'ossification commence alors, mais à l'inverse du précédent, il débute par les assises profondes pour remonter peu à peu d'une façon assez irrégulière.

Processus de régression. — Il consiste dans la raréfaction osseuse, l'infiltration graisseuse de l'os médullaire et enfin la décalcification progressive. Ces phénomènes sont plus tardifs que ceux déjà décrits. On les retrouve chez les vieillards souffrant de rhumatismes chroniques depuis de longues années.

C'est l'os médullaire qui est le premier atteint. Les travées de Havers deviennent plus rares et plus espacées. La moelle osseuse est remplacée par de la graisse jaune, qu'on retrouve au microscope sous la forme de globules arrondis, assez volumineux, disposés sans ordre, et qui se teignent en gris noirâtre, par exposition aux vapeurs osmiques. Ces vésicules adipeuses envahissent aussi l'os périostique et même s'infiltrent dans les tissus voisins.

Le processus de décalcification se poursuit sur les

travées haveriennes. Il commence par les bords et gagne lentement le centre, lamelle par lamelle. Les travées conservent encore leur forme et leur aspect, mais les sels calcaires ont disparu.

Le tissu compact disparaît à son tour, l'os périostique est remplacé par une bande où domine le tissu fibreux. On a alors l'aspect et la consistance d'un os ostéomalacique. Le processus de raréfaction aboutit rarement à cette extrémité. Nous en avons cependant observé deux cas. C'est ce que décrit Hattier dans l'arthrocace sénile : Raréfaction des parties osseuses au niveau de l'articulation, le tissu spongieux présente des cellules agrandies, de véritables cavernes allant rejoindre le canal médullaire. Le tissu compact s'amincit et devient diaphane. Puis le tissu osseux se ramollit, se laisse enfoncer par la moindre pression, le phosphate de chaux est résorbé et remplacé par une substance fibro-cartilagineuse. Il en résulte des déformations remarquables. De nombreuses pièces en sont réunies au musée Dupuytren, sous le titre de ramollissement sénile des os.

Telles sont les principales remarques que nous avons faites à l'examen de nos coupes. De cette étude, il reste à retenir : d'abord avec Ollivier et Ranvier, que les lésions du rhumatisme articulaire aigu sont absolument pareilles à celles des formes chroniques, seulement elles s'arrêtent au premier stade sans le dépasser.

Ensuite que le processus général que nous avons décrit est toujours le même, quelle que soit l'articulation considérée, et aussi, quelle que soit la forme de rhumatisme chronique à laquelle nous ayons affaire.

Enfin, que les lésions de la membrane synoviale et de la

bandelette articulaire paraissent jouer un rôle prépondérant ; que la synovite accompagne toujours et même précède le développement de l'arthrite.

La succession des trois phases que nous avons décrites : *Ostéoporose latérale, manque ou échancrure, effondrement,* explique, mieux qu'aucune des anciennes descriptions, la dislocation articulaire et jette un jour nouveau sur le processus anatomique des arthrites déformantes.

CHAPITRE VIII

Recherches urologiques. — Courbe uroséméiographique du syndrome rhumatismal chronique.

Il n'existe jusqu'à aujourd'hui aucun travail d'ensemble sur l'étude des urines chez les rhumatisants chroniques.

Garrod, qui donne tant de détails sur l'état du sang et de l'urine chez les goutteux, n'en dit rien pour le rhumatisme chronique déformant.

Dans les ouvrages classiques, on ne trouve que quelques mots épars sur la question et souvent contradictoires. Bœcker croyait à la diminution du phosphate de chaux urinaire ; Marot avait trouvé l'acide urique diminué. D'autres l'avaient trouvé augmenté (Londe). MM. Tessier et Roque signalent l'abaissement du taux de l'urée et aussi du coefficient urotoxique.

Pendant son séjour à l'hospice du Perron, M. le professeur Renaut avait eu l'idée de rechercher, parmi les nombreux rhumatisants de son service, si l'analyse des urines donnerait chez ces malades un résultat constant.

M. Wolff, pharmacien en chef du Perron, fit à cette occasion un certain nombre d'analyses et ne tarda pas à se rendre compte que les résultats obtenus étaient sensiblement comparables entre eux. Ces documents n'ont pas été publiés, ce sont eux que nous avons utilisés, complétés par quelques analyses nouvelles.

Nous ne nous étendrons point sur les procédés que M. Wolff a employés pour le dosage des divers éléments. Qu'il nous suffise de dire qu'il a toujours eu recours aux méthodes les plus perfectionnées pour donner à ces analyses toute la rigueur scientifique désirable.

Les résultats définitifs ont été calculés d'après la moyenne de trois analyses faite chez le même malade à intervalles plus ou moins éloignés.

Comme terme de comparaison, on a pris la normale d'excrétion urinaire calculée pour chaque individu, suivant son poids, son âge et sa taille, comme il est indiqué d'après les formules de Gautrelet dans son excellent *Traité des urines*. On a ensuite établi le rapport des chiffres donnés par l'analyse à la normale ainsi calculée et représentée par 100.

Pour rendre la comparaison à la fois plus facile et plus sensible, ces rapports ont été présentés sous forme d'un graphique. C'est encore à Gautrelet que revient l'honneur d'avoir eu l'idée de traduire les analyses d'urines par un tracé auquel il a donné le nom de tracé uroséméiographique. Sous cette forme aussi ingénieuse qu'élégante, l'interprétation des résultats fournis par l'analyse est des plus simples, la normale étant représentée par une ligne droite.

Un simple coup d'œil jeté sur la figure permet de se rendre compte immédiatement de l'excès ou de la diminution de tel ou tel élément, et de juger l'ensemble des proportions relatives des divers éléments.

En multipliant les analyses et en comparant les résultats

obtenus, l'auteur est arrivé à fixer des types d'excrétion urinaire pour un certain nombre d'états morbides.

Nous avons cherché à obtenir pour le rhumatisme chronique un résultat semblable et à tracer un schéma qui réponde à sa courbe uroséméiographique.

Cette courbe a été construite d'après les moyennes fournies par douze observations urologiques complètes de rhumatismes chroniques de types divers.

Schéma uroséméiographique du rhumatisme chronique.

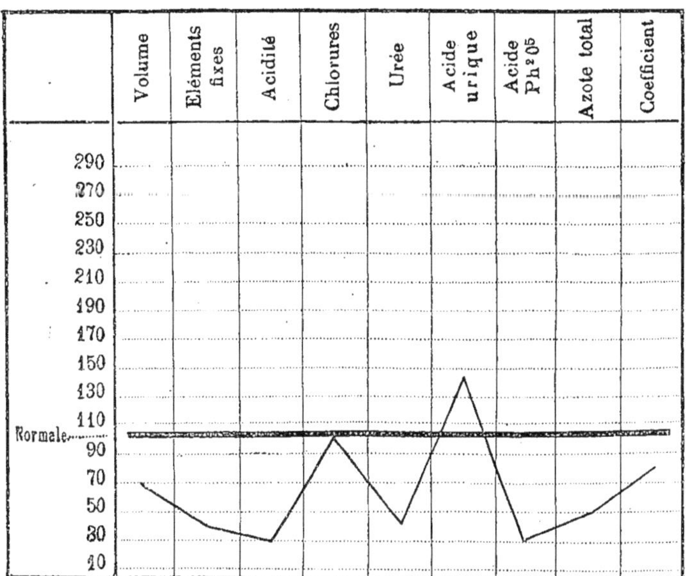

Voici comment il faut interpréter cette courbe :

Volume. — Diminué. Dans un seul cas (obs. XLVIII) nous l'avons trouvé légèrement supérieur à la normale, mais la malade est une grande buveuse et si on la soumet à la ration ordinaire le volume tombe au-dessous de la normale.

Éléments fixes. — (Résidu sec à 100 degrés) toujours diminués.

Acidité. — Inférieure à la normale.

Chlorures. — Normaux ou légèrement supérieurs à la normale.

Urée. — Diminuée. La diminution pouvant aller jusqu'à 25 pour 100 de la normale.

Acide urique. — Toujours en excès.

Acide phosphorique. — Encore plus diminué que l'urée. C'est lui qui occupe le point le plus bas de l'échelle.

Azote total. — Diminué.

Coefficient d'oxydation. — Toujours très faible. Nous avons pris comme coefficient normal celui déterminé par les expériences d'Albert Robin (0,90).

En résumé, on peut dire que le rhumatisme chronique est caractérisé par :

1° Une diminution de tous les éléments, à l'exception des chlorures qui sont normaux et de l'acide urique qui est en excès ;

2° Une hypoacidité bien marquée ;

3° Un coefficient d'oxydation très faible.

Si maintenant nous comparons les divers tracés obtenus, tracés qui ne sont que la traduction fidèle des analyses, nous constatons qu'ils sont tous sensiblement parallèles ou même superposables. Si de plus nous remarquons que ces observations se rapportent à des types très divers de rhumatisme chronique déformant ; que 6 ont été précédés d'accidents aigus dont 3 au moins de rhumatisme aigu franc (obs. XXXVIII, XLII et XLIII) ; que 6 autres ont eu un début chronique d'emblée dont une forme tuberculeuse (obs. XLVII) et un cas de nodosités d'Heberden localisées aux doigts sans aucune autre arthropathie (obs. XXX); nous pouvons conclure qu'il existe réellement pour le syndrome rhumatismal chronique un type d'excrétion urinaire se traduisant par un schéma uroséméiographique spécial, différent de tous ceux qui ont été établis jusqu'ici pour d'autres maladies.

Voici par exemple celui de la goutte à la période d'état établi par M. Gautrelet :

Goutte : Période d'état (Gautrelet).

	Volume	Eléments fixes	Acidité	Chlorures	Urée	Acide urique	Acide Ph^2O^5	Azote total	Coefficient
290									
270									
250									
230									
210									
190									
170									
150									
130									
110									
Normale									
90									
70									
50									
30									
10									

Dans tous les cas de rhumatisme dont nous venons de parler, les analyses ont été faites en pleine période d'état chez des malades ayant acquis leurs déformations déjà depuis un certain temps.

Ayant eu l'occasion ces jours derniers d'observer dans le service de M. le professeur Renaut un cas de rhumatisme déformant au début, les accidents articulaires dataient de huit jours à peine et les déformations étaient apparues d'emblée ; nous avons cherché si on trouverait encore dans ce cas une formule urinaire semblable.

En l'absence de M. Wolff, M. le professeur Crolas a eu l'extrême obligeance de se charger de ces analyses dont voici le résultat :

URINES	1er au 2 mai	2 au 3 mai	3 au 4 mai	4 au 5 mai
Volume	950 cc	950 cc	870 cc	960 cc
Densité	1020	1012	1020	1017
Réaction	acide	acide	acide	acide
Urée	9,910	8,6[illegible]1	8,281	9,141
Azote uréique	4,558	3,968	3,809	4,204
Azote total	5,121	4,408	4,232	4,569
Coefficient d'oxydation	0,89	0,90	0,90	0,92
Ph^2O^5	0,997	0,950	1,087	1,152
Acide urique	0,038	0,057	0,204	0,258
Sucre	0	0	0	0
Albumine	0	0	0	0

Tous les éléments sont diminués sauf le coefficient d'oxydation qui est normal.

L'acide urique est diminué, mais sa quantité augmente tous les jours d'une façon progressive, et si ce mouvement d'ascension persiste, il est à croire que la malade aura bientôt atteint le taux de nos autres malades.

Les chlorures n'ont pas été dosés.

Le maintien du coefficient d'oxydation à la normale montre que l'organisme de notre malade résiste et se défend.

L'acide phosphorique est diminué, mais pas autant que chez ceux de nos malades qui sont à une période avancée de leur maladie.

De plus la quantité d'acide phosphorique excrété augmente progressivement tous les jours ; elle va peut-être dépasser la normale prochainement. Nous assisterions dans ce cas à une véritable déphosphatisation, période que nous soupçonnons, mais dont nous ne pouvons jusqu'à nouvel ordre affirmer l'existence.

Rien ne prouve en effet que la courbe uroséméiographique du rhumatisme déformant à la période de début soit pareille à celle de la période d'état.

Il se peut très bien au contraire, et c'est même probable, qu'elles soient différentes. Peut-être existe-t-il une période intermédiaire dans laquelle se produit une déphosphatisation en traduisant par un excès de phosphates dans les urines. Puis, lorsque cette décharge s'est produite, le squelette raréfié ou même ostéo-malacique, comme nous l'avons vu au chapitre de l'anatomie pathologique, devient incapable de fournir de nouveaux phosphates et l'acide phosphorique tombe, dans les urines de ces malades, au minimum que nous avons constaté représentant à peine 25 à 30 pour 100 de la normale.

De nouvelles analyses faites à la période de début et dans les premiers mois de la maladie sont nécessaires pour trancher cette question. Ce qui est certain, c'est qu'à la période d'état il existe chez tous les rhumatisants chroniques une formule urinaire pouvant se traduire par un graphique toujours semblable.

Cette formule paraît bien se rapporter à un énorme ralentissement de la nutrition. Mais faut-il croire, avec Bouchard, que c'est ce ralentissement de la nutrition qui a causé la maladie ? Les rhumatisants chroniques sont des malades qui sont immobilisés, qui ne font point d'exercice, qui mangent peu et qui sont dans les meilleures conditions pour avoir, du fait de leur maladie, une nutrition singulièrement ralentie.

Voir les observ. XXX et XXVVIII pour les analyses d'urines et les courbes uroséméiographiques.

Observation XL (personnelle).

Hôtel-Dieu (Service de M. le professeur Renaut).

Rhumatisme chronique déformant. — Albuminurie.

Marie M..., trente et un ans, ménagère (février 1897). Père et mère non rhumatisants. Son oncle a eu deux poussées de rhumatisme articulaire aigu, mais peu de déformations.

Très bonne santé antérieure. Habitait une maison humide. Le mur contre lequel était appuyé son lit suintait l'humidité.

Début il y a six mois. Jamais de rhumatisme articulaire aigu. Les premiers phénomènes observés ont été un peu de douleurs et de gonflement dans le poignet droit, puis dans le gauche. Au bout de deux mois la tuméfaction était déjà très accusée, douleur variable intermittente. N'a jamais gardé le lit.

État actuel. — Douleur localisée depuis un certain temps au genou et à la hanche gauche ; toutes les autres articulations sont indolores. La marche est difficile, ne peut être soutenue pendant longtemps.

Rien aux grandes articulations des membres supérieurs, sauf

Analyse des urines et courbe uroséméiographique.

COEFFICIENT UROLOGIQUE = 57	ANALYSE	NORMALES pour 57 unités de COEFFICIENT urinaire	RAPPORTS à la normale représentée par 100
Volume en 24 heures . . .	1 050 cc	1 368 cc	76
Eléments fixes à 100° . . .	35,03	57,00	61
Acidité (en $Ph^2 O^5$). . . .	0,855	1,710	50
Chlorures (en NaCl) . . .	8,29	9,34	88
Acide phosphoriq. (en $Ph^2 O^5$)	0,525	2,56	20
Acide urique.	0,735	0,570	128
Urée.	14,74	25,65	57
Azote de l'urée	6,868	11,952	57
Azote total	9,953	13,280	74
Coefficient d'oxydation. . .	0,69	0,90	76
Albumine	7 gr 505	»	»

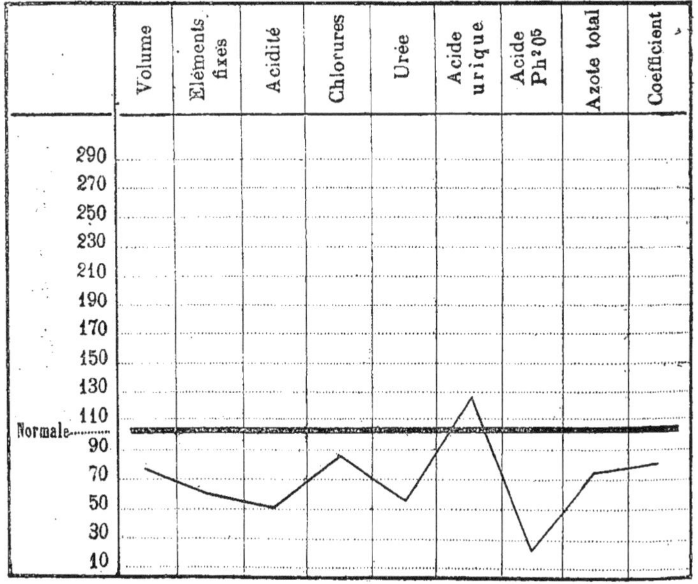

l'épaule droite un peu raide. La déformation est le symptôme dominant ; elle siège aux articulations métacarpo-phalangiennes des gros orteils, aux articulations tibio-tarsiennes, aux deux genoux, et surtout aux doigts et aux poignets.

Les articulations temporo-maxillaires et de la colonne ont été prises, mais sans déformation.

Toutes ces déformations sont à peu près symétriques. La déviation sur le bord cubital existe seulement à la main droite. Ankylose des dernières articulations des phalangettes. Craquements articulaires.

Au cœur : Premier bruit sourd. Souffle doux systolique sans propagation. Rien aux poumons.

Urines contiennent une forte proportion d'albumine.

Observation XLI (personnelle).

Hôtel-Dieu (Service de M. le professeur Renaut).

Rhumatisme chronique déformant. — Asymétrie.

Marie R..., cinquante ans, ménagère. Aucun parent rhumatisant. Un frère cardiaque. Bonne santé habituelle, pas de maladies de l'enfance. Variole à trente-quatre ans. Laveuse depuis vingt-huit ans. Humidité. A quarante deux ans, rhumatisme articulaire aigu de la hanche droite.

A quarante-quatre ans douleurs vagues dans les genoux, sans aucune fixité.

A quarante-six ans, douleurs insidieuses avec gonflement dans les deux pieds (orteils et articulations du tarse) ; dans le poignet droit elle sentait des douleurs vagues ; son savon lui semblait lourd, elle était maladroite. Au bout de deux mois elle a pris brusquement pendant la nuit un gonflement énorme du poignet droit avec des douleurs très vives, mais moindre que dans le rhumatisme aigu. Cette enflure a duré huit jours, la peau était bril-

Analyse des urines et courbe uroséméiographique.

COEFFICIENT UROLOGIQUE = 68	ANALYSE	NORMALES pour 68 unités de COEFFICIENT urinaire	RAPPORTS à la normale représentée par 100
Volume en 24 heures. . .	850 cc	1 632 cc	52
Éléments fixes à 100° . . .	30,06	68,00	44
Acidité (en Ph^2O^5). . . .	0,882	2,04	43
Chlorures (en NaCl) . . .	10,50	11,15	94
Acide phosphoriq. (en Ph^2O^5)	1,241	3.06	40
Acide urique	0,797	0,680	117
Urée.	17,82	30,60	58
Azote de l'urée	8,304	14,259	58
Azote total.	10,126	15,843	63
Coefficient d'oxydation . .	0,82	0,90	91

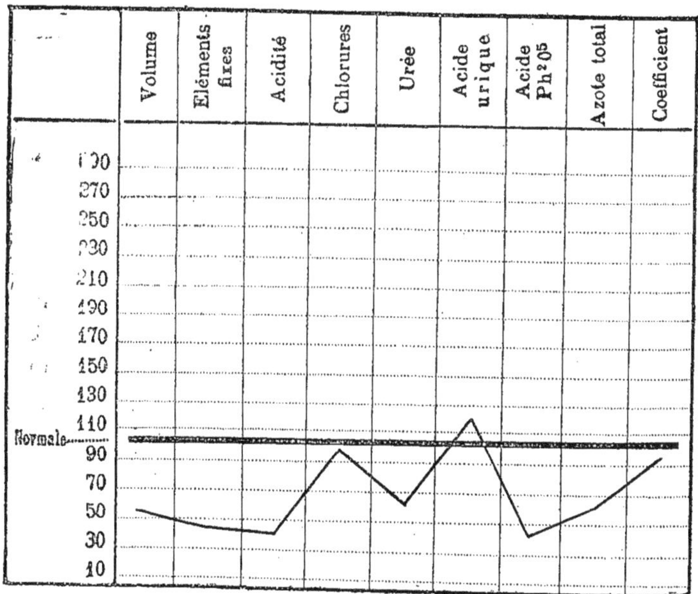

lante, tendue, puis elle a cédé peu à peu, mais le poignet a conservé de la raideur.

Pour le poignet gauche, tout s'est passé insidieusement.

Actuellement : La malade souffre dans les deux pieds ; les chevilles sont peu prises, mais ont été très douloureuses il y a quelque temps. La déformation et la raideur siègent surtout dans les articulations du tarse. Les orteils ont peu de déformations.

Aux genoux, rien à gauche, à droite les mouvements sont limités, l'extension est complète, mais la flexion limitée. Il y a un peu de gonflement qui paraît surtout osseux. Craquements.

Hanches, rien à gauche ; à droite, où elle a eu sa poussée aiguë il y a huit ans, elle a conservé de la raideur pendant longtemps, aujourd'hui tout a disparu.

Épaules : quelques vagues douleurs à gauche, avec un peu de gêne fonctionnelle. Rien aux coudes. Poignets, rien à gauche. A droite, gonflement très douloureux et ankylose presque complète. Aux doigts, les localisations sont un peu plus symétriques, les deux pouces sont pris, ainsi que les articulations phalango-phalangiennes de l'index et de l'auriculaire.

Rien au cœur ni aux autres viscères.

Urines sans albumine.

Un peu d'atrophie musculaire de l'avant-bras droit du côté du poignet ankylosé. Très bonne santé en dehors des douleurs rhumatismales.

Observation XLII (personnelle).

Hospice du Perron (MM. Renaut et Mouisset).

Rhumatisme chronique déformant.
Troubles trophiques et vaso moteurs.

Toussaint O..., soixante-douze ans, concierge, salle Saint-Lazare, nº 9. Rien dans ses antécédents héréditaires.

Coqueluche et scarlatine dans l'enfance. Plusieurs érysipèles.

Alcoolisme habituel depuis l'âge de vingt ans. Blennorragie légère rapidement guérie. Pas de syphilis.

Marié, sa femme est morte phtisique, a eu trois enfants, dont deux sont morts de méningite tuberculeuse.

Pendant son service militaire est souvent exposé à l'humidité.

A vingt-quatre ans à la suite d'immersions prolongées dans l'eau, première attaque de rhumatisme articulaire aigu généralisé à toutes les grandes articulations, sauf les mains et les orteils; le malade se trouve bien d'une saison à Bourbonne-les-Bains.

A quarante-cinq ans réapparition des douleurs rhumatismales, nouvelle saison à Bourbonne-les-Bains.

A soixante ans douleurs aux orteils du pied gauche.

A soixante-quatre ans le pied droit, les mains et les genoux furent successivement atteints. La déformation survint progressivement en commençant par le pouce de la main droite.

Etat du malade à son entrée au Perron.

Aux membres supérieurs, la main droite est tuméfiée; extrémités phalangiennes et métacarpiennes volumineuses, mouvements très limités. A la main gauche tuméfaction plus prononcée, doigts demi fléchis, les phalanges étant en extension et déviées vers le bord cubital.

Les pouces sont en adduction. Pas de nodosités. Membres inférieurs, le genou droit est tuméfié, douloureux à la pression et, lors des mouvements, au genou gauche lésions analogues.

Les articulations tibio tarsiennes sont également tuméfiées et douloureuses. Au pied, les orteils sont déjetés en dehors les extrémités phalangiennes et métatarsiennes volumineuses. Mouvements très réduits. Atrophie marquée des muscles de la cuisse et de la jambe.

Depuis son entrée le malade a eu à plusieurs reprises des attaques de rhumatisme. Il se trouva sérieusement amélioré à la suite d'un séjour à Aix-les-Bains. Mais il perdit bientôt en quelques jours le bénéfice de ce traitement, les mêmes déformations et douleurs articulaires réapparurent.

Poussées douloureuses successives; angine en décembre 1892,

Etat actuel, février 1897. — Déformations surtout marquées

Analyse des urines et courbe uroséméiographique.

COEFFICIENT UROLOGIQUE = 62	MOYENNE DE 3 Analyses	NORMALES pour 62 unités de COEFFICIENT urinaire	RAPPORTS à la normale représentée par 100
Volume en 24 heures . . .	890cc	1488cc	59
Éléments fixés à 100° . . .	29,62	62,00	47
Acidité (en Ph^2O^5) . . .	0,858	1,860	46
Chlorures (en NaCl) . . .	9,24	10,16	90
Acide phosphor. (en Ph^2O^5)	1,157	3,10	37
Acide urique	0,811	0,620	130
Urée	10,10	27,90	36
Azote de l'urée	4,706	13,001	36
Azote total	6,446	14,445	44
Coefficient d'oxydation . .	0,73	0,90	81

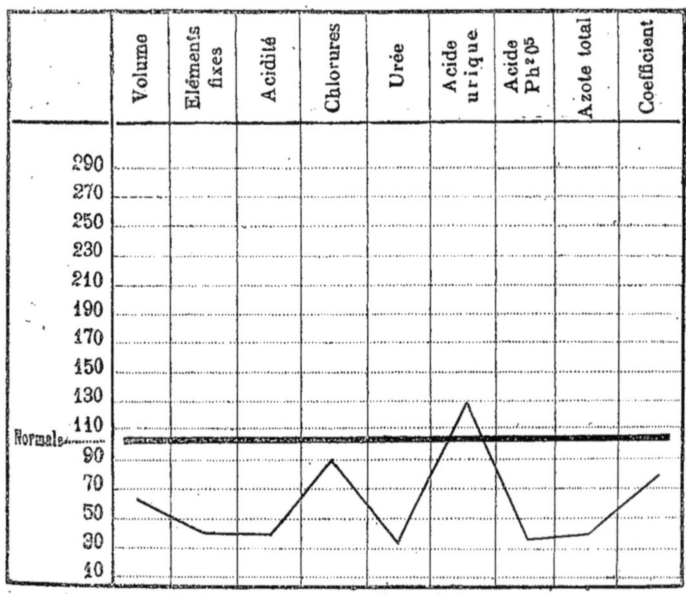

aux mains ; la plupart des doigts sont en extension forcée. Ankylose de presque toutes les petites articulations.

Troubles trophiques des ongles du médius et de l'annulaire de la main gauche depuis cinq ou six ans. Ces ongles s'effritent, se cassent et tombent en petites lamelles.

Parmi les grandes articulations, ce sont surtout le poignet et l'épaule gauche, les deux genoux qui sont douloureux, raides, à demi ankylosés.

Les orteils sont déviés en dehors et déformés. Atrophie musculaire à peine marquée. Troubles vaso-moteurs très accusés. Peau épaissie. Au cœur, bruits sourds et lointains, galop, pointe difficile à sentir et à délimiter ainsi que la matité cardiaque.

Albuminurie ; pas de sucre.

Observation XLIII (personnelle).

Hospice du Perron (MM. Renaut et Mouisset).

Rhumatisme articulaire aigu à vingt-huit ans, puis rhumatisme chronique à cinquante-huit ans.

Jean P..., tonnelier, soixante-un ans. Salle Saint-Emile, n° 25. Pas d'antécédents héréditaires. Bonne santé dans l'enfance. Marié deux fois, trois enfants bien portants. A vingt-huit ans, pendant son service militaire (service de sept ans), il fut pris de rhumatisme articulaire aigu dans les deux genoux, on l'envoya à l'hôpital, il resta treize jours au lit. Le quatorzième jour, paraissant guéri il fut évacué et présenta une rechute immédiate. Après cela, il eut de nombreuses poussées subaiguës dans toutes les articulations. Il a eu plusieurs attaques de coliques néphrétiques qui ont nécessité par deux fois l'opération de la taille.

Son rhumatisme chronique a débuté peu de temps après sa première attaque de coliques néphrétiques vers cinquante-huit ans. Ses douleurs articulaires furent d'abord localisées aux deux mains et aux poignets. Sa profession de tonnelier l'obligeant à travailler

Analyse des urines et courbe uroséméiographique.

COEFFICIENT UROLOGIQUE = 62	MOYENNE de 3 analyses	NORMALES pour 62 unités de COEFFICIENT urinaire	RAPPORTS à la normale représentée par 100
Volume en 24 heures . . .	1 350 cc	1 488 cc	90
Eléments fixes à 100° . . .	28,70	62 g	46
Acidité (exprimée en $Ph^2 O^5$)	0,567	1,86	30
Chlorures	11,00	10,16	108
Acide phosphorique . . .	0,800	3,10	25
Acide urique	0,930	0,620	150
Urée.	9,59	27,90	34
Azote de l'urée	4,468	12,98	34
Azote total.	6,382	14,422	44
Coefficient d'oxydation . .	0,70	0,90	77

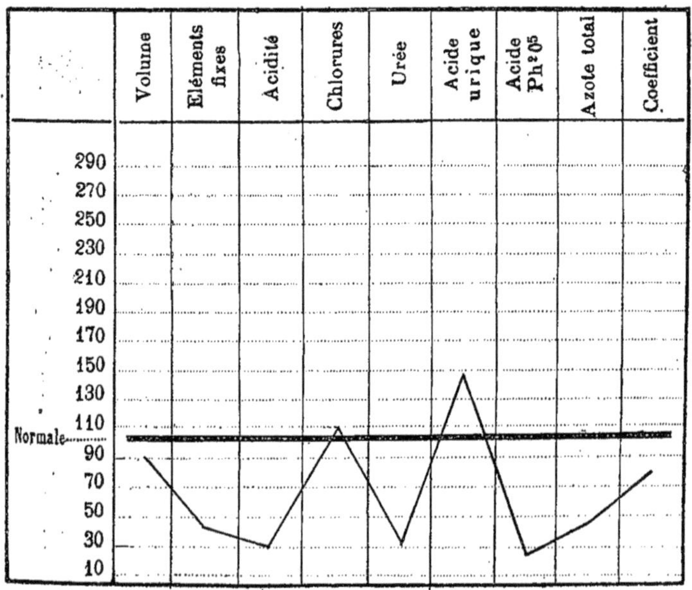

constamment avec les mains mouillées favorisait cette localisation. Il survenait des poussées subaiguës avec rougeur, tuméfaction, douleur, impotence fonctionnelle persistant pendant six à sept semaines. Les genoux et les pieds furent pris aussi dans l'intervalle.

Etat actuel (juin 1891). — Raideur dans toutes les articulations surtout dans celles des membres inférieurs, mais les déformations sont peu accusées. Craquements dans les articulations du genou, ainsi que la scapulo humérale droite. Rien au cœur.

Les urines contiennent un peu d'albumine.

1892. — Depuis son entrée, le malade a eu deux poussées subaiguës de rhumatisme.

1893. — Deux accès violents de coliques hépatiques avec ictère en mai et en décembre.

1897 février. — Le malade est toujours sujet à des attaques de rhumatisme subaigu aux changements de saison.

En ce moment, sa santé est excellente, la plupart de ses articulations jouent très bien ; il ne souffre pas, marche, descend se promener dans le jardin, mais il est sujet aux rechutes et aux poussées ; demain, dit-il, je ne pourrai peut-être pas bouger.

On constate un peu de raideur dans les deux genoux et les deux tibio-tarsiennes ainsi que dans le coude gauche.

Aux doigts, ankylose de quelques articulations des phalanges, surtout à la main gauche. Déformations peu apparentes ; déviation de l'auriculaire droit sur le bord cubital. Très bon état général. Pas d'atrophie. Pas de troubles myélopathiques.

Observation XLIV

Hospice du Perron (M. le professeur Renaut).

Rhumatisme chronique. — Obésité. — Adipose cardiaque.

Claudine F..., soixante-huit ans, revendeuse, salle Sainte-Clotilde, n° 20, pas d'antécédents héréditaires. Très bonne santé

Analyse des urines et courbe uroséméiographique.

COEFFICIENT UROLOGIQUE = 72	MOYENNE de 3 analyses	NORMALES pour 72 unités de COEFFICIENT urinaire	RAPPORTS à la normale représentée par 100
Volume en 24 heures . . .	1180cc	1728cc	68
Eléments fixes à 100° . . .	32,28	72,00	44
Acidité (en $Ph^2 O^5$) . . .	0,603	2,160	27
Chlorures (en NaCl) . . .	12,92	11,80	109
Acide phosphoriq.(en $Ph^2 O^5$)	1,144	3,60	31
Acide urique.	0,993	0,720	139
Urée	12,74	32,40	39
Azote de l'urée	5,936	15,098	39
Azote total.	7,420	16,775	44
Coefficient d'oxydation. . .	0,80	0,90	88

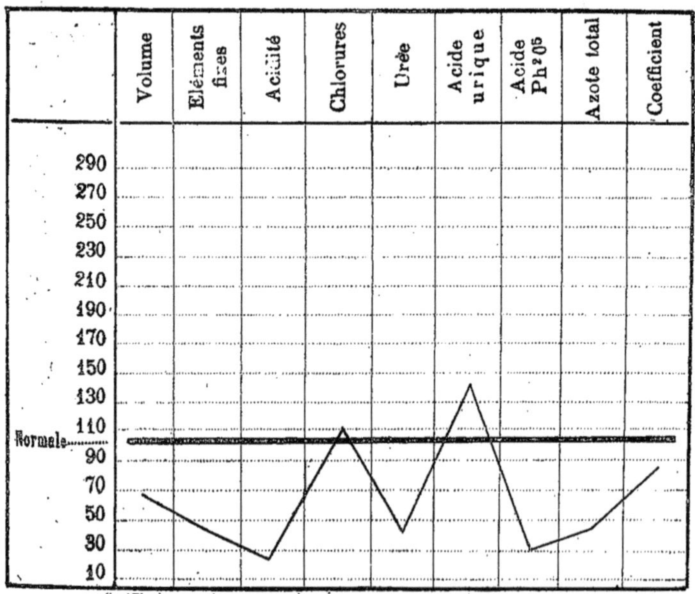

antérieure, tendance à l'obésité de trente-cinq à soixante ans, le malade a pesé jusqu'à 100 kilogrammes.

Début à soixante-cinq ans par des douleurs dans le genou gauche à la suite d'une marche forcée; ni rougeur, ni gonflement.

Deux ans après, le genou droit est pris, puis le coude, puis les mains, à soixante-sept ans, elle est obligée de cesser son travail, de s'aliter, elle ne s'est plus relevée depuis.

Etat actuel. — La malade ne quitte pas le lit, elle y est dans le décubitus dorsal les membres inférieurs allongés. Les deux genoux sont très volumineux, le genou droit est beaucoup plus sensible que le gauche. La flexion est difficile et très limitée ; on y détermine facilement des craquements, pas d'hydarthose. Les doigts commencent à se déformer. On observe déjà la flexion de la phalangette sur la phalangine. La phalangine est en extension sur la phalange. La phalange tend à se luxer sur les métacarpiens.

Toutes ces articulations ont des craquements, au cœur, on entend un souffle d'asthénie cardiaque au premier temps. Surcharge graisseuse. Urines, ni sucre, ni albumine.

Observation XLV

Hospice du Perron (M. le professeur Renaut).

Rhumatisme chronique des grandes articulations. — Asthénie cardiaque. — Albuminurie intermittente. — Apoplexie terminale.

Marie-Jeanne E. ., cinquante-trois ans, giletière, salle Sainte-Clotilde, n° 17. Père, mère et deux oncles, morts d'apoplexie. Deux frères rhumatisants.

Mariée, a eu cinq enfants dont quatre morts de convulsions en bas âge.

Personnellement, ophtalmies et érysipèles répétés dans l'enfance.

Réglée à dix-huit ans. Ménopause à cinquante ans. Bonne santé jusqu'à quarante-trois ans. A ce moment troubles mal déterminés. Peu après, *début* des arthrites par des craquements articulaires (coude et épaule à droite), des douleurs vives articulaires dans les membres inférieurs avec de l'œdème des jambes et de l'érythème rhumatismal. Marche difficile.

Etat actuel. Malade habituellement au lit ou dans un fauteuil. Marche pénible à cause des douleurs articulaires et surtout de la faiblesse des membres inférieurs. Craquements articulaires dans les deux genoux, sans laxité articulaire ni hydarthrose, ni déformations.

Mouvements limités et douloureux dans les deux épaules surtout à droite.

Rien dans les petites articulations, pas de déformations des doigts.

Faiblesse des membres inférieurs. Reflexe rotulien presque aboli à gauche, diminué à droite. Pas de troubles de la sensibilité. Pas d'atrophie musculaire apparente, mais force diminuée,

Au cœur. — Léger souffle systolique médio-cardiaque variable. Albuminurie intermittente et variable, Athérome artériel.

Emphysème pulmonaire.

La malade a beaucoup maigri, elle s'affaiblit de plus en plus ; fracture traumatique de la clavicule à la suite d'une chute.

En novembre 1892. Mort par apoplexie cérébrale.

Autopsie. — Au cœur pas de lésions valvulaires. Piliers du ventricule gauche en voie de transformation fibreuse.

Quelques plaques d'athérome sur la crosse aortique. Les reins, le foie et la rate paraissent sains.

Cerveau. — Hémorragie corticale de la base du cerveau avec inondation méningée causée par la rupture d'un anévrysme miliaire probablement d'une artère cérébelleuse. Aux poumons, symphyse pleurale à gauche avec quelques tubercules crétacés au sommet.

Analyse des urines et courbe uroséméiographique

COEFFICIENT UROLOGIQUE = 51,8	MOYENNE de 3 analyses	NORMALES pour 51,8 unités de COEFFICIENT urinaire	RAPPORTS à la normale représentée par 100
Volume en 24 heures . . .	1 000 cc	1 243 cc	80
Eléments fixes à 100° . . .	22	51,8	42
Acidité (en $Ph^2 O^5$). . . .	0,468	1,554	30
Chlorures	9,50	8,49	112
Acide phosphorique . . .	0,495	2,590	19
Acide urique.	0,802	0,518	155
Urée.	6,15	23,31	26
Azote de l'urée	2,865	10,862	26
Azote total.	4,152	12,068	34
Coefficient d'oxydation. . .	0,69	0,90	76

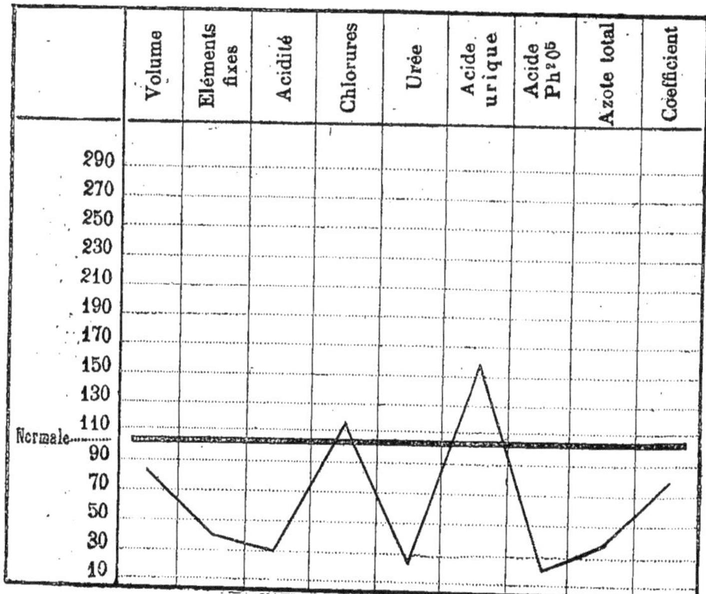

Observation XLVI

Hospice du Perron (M. le professeur Renaut).

Rhumatisme chronique progressif. — Eléphantiasis.

Marie J..., soixante-deux ans, dévideuse, salle Sainte-Clotilde, n° 22. Mère rhumatisante. Variole vers six à sept ans.

Pas d'autre maladie de l'enfance.

Vers l'âge de douze ans, douleur vive dans l'épaule droite qui persiste deux mois. Elle aurait toujours eu des palpitations.

A vingt-cinq, vingt-six ans, enflure des membres inférieurs des mains, de la face, avec douleurs dans les reins. N'a pas remarqué l'état de ses urines à ce moment-là. Pas d'analyse.

Début à cinquante six ans par du gonflement douloureux, avec rougeur de la peau dans les articulations des doigts de la main droite; ces phénomènes duraient seulement quelques heures et disparaissaient.

Puis le poignet et l'épaule droite ; plus tard, toutes les articulations du membre supérieur gauche, puis celles des membres inférieurs. Elle a fait deux séjours à l'Hôtel-Dieu et deux saisons à Aix-les-Bains, à la suite desquels son état a plutôt empiré.

Depuis deux ans, la quantité de ses urines a notablement diminué et elle a presque constamment de l'œdème des membres inférieurs.

Depuis dix huit mois, elle est incapable de marcher.

Etat actuel. — Toutes ses articulations sont plus ou moins ankylosées.

Les mouvements de flexion et de rotation de la tête sont les seuls qu'elle puisse exécuter encore dans toute leur amplitude, l'abaissement de la mâchoire inférieure est limité ; quant aux mouvements de déduction, ils sont presque impossibles.

Les mains sont effilées, les doigts convergent vers leur extrémité, ils ont un aspect fusiforme et sont complètement ankylosés.

Analyse des urines et courbe uroséméiographique.

COEFFICIENT UROLOGIQUE = 56,8	MOYENNE de 3 analyses	NORMALES pour 56,8 unités de COEFFICIENT urinaire	RAPPORTS à la normale représentée par 100
Volume en 24 heures . . .	1180 cc	1363 cc	86
Eléments fixes à 100° . . .	21 gr	56,8	34
Acidité (en Ph^2O^5) . . .	0,520	1,704	30
Chlorures	9,33	9,31	100
Acide phosphorique. . . .	0,531	2,840	18
Acide urique.	1,122	0,568	180
Urée.	5,79	25,56	22
Azote de l'urée	2,698	11,910	22
Azote total.	4,026	13,233	30
Coefficient d'oxydation . .	0,67	0,90	74

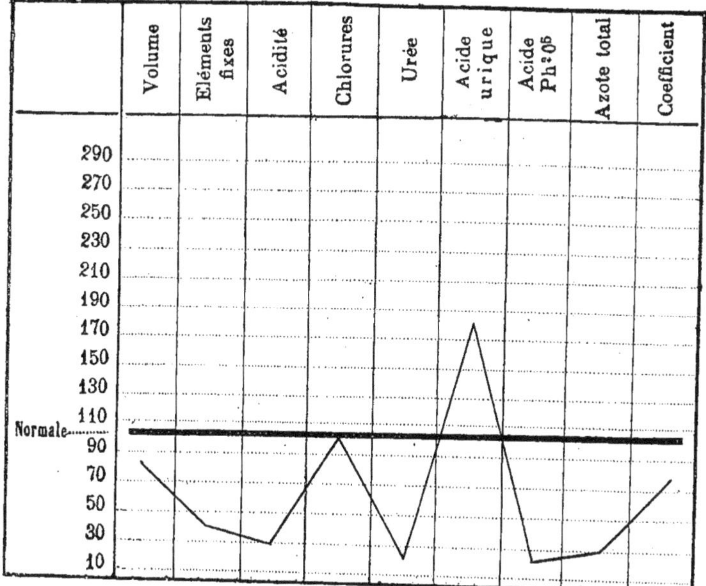

La face palmaire des mains forme une voûte à double courbure longitudinale et transversale. Les muscles des deux mains sont tous atrophiés. Les articulations des poignets sont absolument ankylosés en très légère flexion. Les deux coudes sont complètement ankylosés à angle droit. Aux épaules, quelques mouvements d'abduction très limités.

Aux membres inférieurs, œdème considérable qui remonte jusqu'au tiers supérieur de la jambe ; sur le dos du pied, tuméfaction molle gardant l'empreinte du doigt ; peau pâle, couverte de squaries épithéliales. Les orteils sont déviés en masse sur le bord externe. Ses genoux sont ankylosés à angle droit. Les mouvements d'abduction des articulations coxo-fémorales sont très limités. Toutes ces articulations sont très douloureuses au moindre mouvement provoqué.

Au cœur, choc de la pointe impossible à sentir. Léger souffle systolique dans la région méso-cardiaque, pas d'arythmie.

Rien aux autres organes.

Urines : ni sucre, ni albumine.

28 avril 1892. — L'œdème des pieds commence à disparaître, la peau est devenue trop large, elle est couverte de squames épidermiques agglomérés constituant comme des écailles.

Depuis trois semaines, escarre au sacrum. La température reste entre 37 et 38 degrés. La malade s'affaiblit de plus en plus et meurt sans présenter de phénomènes aigus.

L'autopsie a été faite, mais le compte rendu en a été égaré. J'ai retrouvé seulement quelques pièces osseuses et articulaires pour l'examen histologique.

Observation XLVII (personnelle).

Hospice du Perron (MM. Renaut et Mouisset).

Rhumatisme chronique déformant. — Déformations et fongosités (aux coudes, aspect de tumeur blanche). — Atrophies musculaires considérables. — Tuberculose pulmonaire probable. — Hypertrophie du cœur : rétrécissement mitral et péricardite.

Françoise D.., cinquante-deux ans, lingère, salle Sainte-Marguerite, n° 10. Aucun antécédent héréditaire. Pas d'alcoolisme, ni de syphilis. Enfance délicate; réglée à seize ans. A dix-huit état anémique mal défini, était très sujette aux bronchites. Palpitations.

Plus tard et pendant plusieurs années, phénomènes gastriques douloureux, privations, misères, logement humide.

Début à trente-sept ans, forme chronique ; gonflement douloureux des articulations de la première et deuxième phalange de l'annulaire et de l'auriculaire droits, puis des articulations des orteils des deux pieds. La tuméfaction était accompagnée d'une légère rougeur.

Marche progressive dès le début, peu à peu toutes les articulations furent atteintes; depuis, elles sont restées douloureuses et raides avec exaspérations assez fréquentes.

Etat actuel, février 1897. — Depuis deux ans, elle tousse davantage, ne crache pas, mais a beaucoup maigri.

Aux poumons : à droite, obscurité en avant et en arrière, vibrations exagérées sous la clavicule.

A gauche : quelques râles pendant l'inspiration et après la toux dans le creux sus-claviculaire.

Au cœur : hypertrophie à la palpation.

A l'auscultation : rythme mitral, roulement présystolique ; à la base, double bruit rugueux superficiel dû à un frottement.

Rhumatisme chronique déformant généralisé ; impotence très marquée. Marche très difficile.

Mains impropres à tout travail ; doigts fusiformes noueux, presque toutes les petites articulations sont ankylosées ; articulations métacarpo-phalangiennes volumineuses.

Tuméfaction énorme de la région du carpe des deux côtés avec ankylose complète du poignet gauche.

Les coudes et les épaules sont pris des deux côtés. Rien aux hanches. Les deux genoux sont atteints, surtout le gauche, immobilisé en demi-flexion (ankylose).

Douleurs et craquements dans les articulations tibio-tarsiennes. Déviation en dehors des gros orteils.

Prédominance des déformations au genou gauche, aux poignets et aux coudes. Mais tandis qu'aux poignets et au genou les saillies sont surtout dues au squelette (atrophie musculaire et déformation osseuse).

Aux deux coudes, l'augmentation de volume de l'articulation est surtout due à des parties molles. La palpation permet de sentir de la fluctuation analogue à celle que donnent les fongosités. De plus, au niveau du coude droit, à la partie externe, la même fluctuation s'accompagne parfois de crépitation analogue à celle que produisent les grains riziformes.

Craquements au niveau des surfaces articulaires ; pression douloureuse en certains points.

Les douleurs procèdent toujours par poussées subaiguës intermittentes. Atrophie musculaire bien marquée. Pas d'exagération des réflexes. Pas de troubles de la sensibilité.

Urines : ni sucre ni albumine.

Analyse des urines et courbe uroséméiographique.

COEFFICIENT UROLOGIQUE = 62,4	MOYENNE DE 3 Analyses	NORMALES pour 62 4 unités de COEFFICIENT urinaire	RAPPORTS à la normale représentée par 100
Volume en 24 heures . . .	1250	1497cc	83
Éléments fixes à 100° . . .	37,41	62,40	60
Acidité (en Ph²O⁵)	0,961	1,872	51
Chlorures (en NaCl) . . .	10,25	10,23	100
Acide phosphoriq. (en Ph²O⁵)	1,425	3,120	45
Acice urique	0,886	0,624	141
Urée.	19,02	28,08	67
Azote de l'urée	8,863	13,085	67
Azote total	11,661	14,538	80
Coefficient d'oxydation. . .	0,76	0,90	84

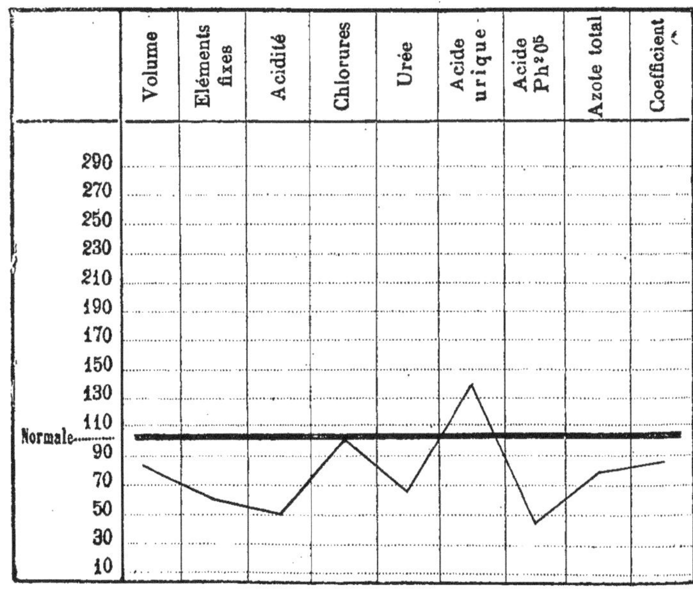

Observation XLVIII (personnelle).

Hospice du Perron (MM. Renaut et Mouisset).

Rhumatisme articulaire aigu. — Rhumatisme chronique déformant. — Insuffisance aortique.

Adèle B..., trente-huit ans, fleuriste [1], salle Sainte-Anne, n° 4. Rien de spécial dans les antécédents héréditaires. Dès l'âge de quinze ans se trouve exposée au saturnisme par sa profession : maux de tête, mais pas de colique ni d'autre accident.

Début à dix-huit ans. Arthite du genou droit avec gonflement, rougeur ayant nécessité un séjour de quinze jours au lit et l'application de révulsifs.

Depuis, marche progressive, envahissement de diverses jointures avec douleur et déformation. Mais, jusqu'à trente ans, elle ne s'est jamais arrêtée complètement, elle a pu travailler pour gagner sa vie.

Il y a quatre ans, la malade a eu deux manifestations convulsives de l'hystérie suivies de *poussées aiguës* aux membres inférieurs.

Etat actuel. Déformations considérables, craquements ; gêne de la marche.

Rien aux hanches. Les deux genoux sont volumineux, craquent et ont leurs mouvements limités.

Déformations caractéristiques et classiques aux mains et aux pieds (doigts et orteils.)

Raideur des articulations temporo-maxillaires. La malade est encore sujette à des poussées douloureuses plus ou moins fréquentes.

[1] Je retrouve à l'hospice du Perron, en 1897, cette malade que j'avais déjà vue en 1890 étant externe à l'hôpital de la Croix-Rousse, dans le service de M. Josserand. Elle était déjà, alors, presque aussi impotente.

Analyse des urines et courbe uroséméiographique.

COEFFICIENT UROLOGIQUE = 58	MOYENNE de 3 analyses	NORMALES pour 58 unités de COEFFICIENT urinaire	RAPPORTS à la normale représentée par 100
Volume en 24 heures . . .	1 500 cc	1392 cc	107
Éléments fixes à 100° . . .	27,25	58	46
Acidité (en Ph^2O^5). . . .	0,711	1,740	40
Chlorures (en NaCl) . . .	9,90	9,51	104
Acide phosphoriq (en Ph^2O^5)	1,248	2,90	43
Acide urique	0,841	0,580	145
Urée.	13,35	26,10	51
Azote de l'urée	6,221	12,162	51
Azote total	8,887	13,523	65
Coefficient d'oxydation . .	0,70	0,90	77

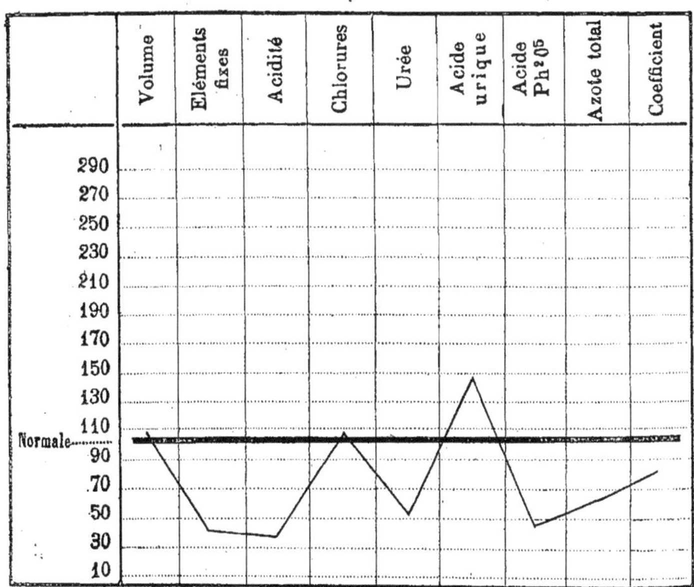

Au cœur : Souffle diastolique de la base propagé le long du sternum. *(Insuffisance aortique.)*

Les urines sont restées longtemps normales, depuis quelque temps elles contiennent un peu d'albumine.

En avril 1896, apparition brusque de paralysie faciale gauche ave cdifficulté de s'exprimer sans aphasie.

Observation XLIX

Hospice du Perron (M. le professeur Renaut).

Rhumatisme chronique déformant.

Marie G..., quarante-trois ans, dévideuse, salle Ste-Marguerite, n° 1. Plusieurs de ses ascendants et collatéraux étaient et sont rhumatisants.

Traces d'adénite cervicale datant de l'enfance.

Menstruation tardive et peu abondante.

Début de l'affection à dix-huit ans, d'abord pendant plusieurs mois, douleurs vagues dans les membres inférieurs. Puis les douleurs se précisent et se localisent aux genoux et aux articulations tibio-tarsiennes; elle est obligée de garder le lit pendant un an.

Ensuite elle passe par des *séries d'améliorations et d'atteintes sucessives* qui l'obligent à de *nombreux séjours dans les hôpitaux de Lyon.*

L'affection gagne les membres supérieurs, les déformations des doigts datent de l'âge de vingt-huit ans.

Lorsquelle entre au Perron, en 1880 (à trente ans), elle avait des *douleurs excessivement vives* qui la condamnaient à une immobilité complète.

Etat actuel.— Aujourd'hui, elle peut marcher avec des béquilles. Elle accuse des douleurs continues, mais peu intenses dans toutes les articulations. Les membres inférieurs sont en demi flexion permanente. Les mouvements que l'on peut imprimer à l'articulation du genou sont à peu près nuls à droite et à gauche, la rotule est immobilisée.

Analyse des urines et courbe uroséméiographique.

COEFFICIENT UROLOGIQUE = 55,5	MOYENNES DE 3 Analyses	NORMALES pour 55 5 unités de COEFFICIENT urinaire	RAPPORTS à la normale représentée par 100
Volume en 24 heures . . .	800 cc	1322 cc	60
Eléments fixes à 100° . . .	26,64	55,50	48
Acidité (en Ph^2O^5) . . .	0,70	1,665	42
Chlorures	8,20	9,10	90
Acide phosphorique . . .	1,044	2,775	37
Acide urique	0,888	0,555	160
Urée.	9,86	24,97	39
Azote de l'urée	4,594	11,636	39
Azote total.	6,562	12,928	50
Coefficient d'oxydation. . .	0,70	0,90	77

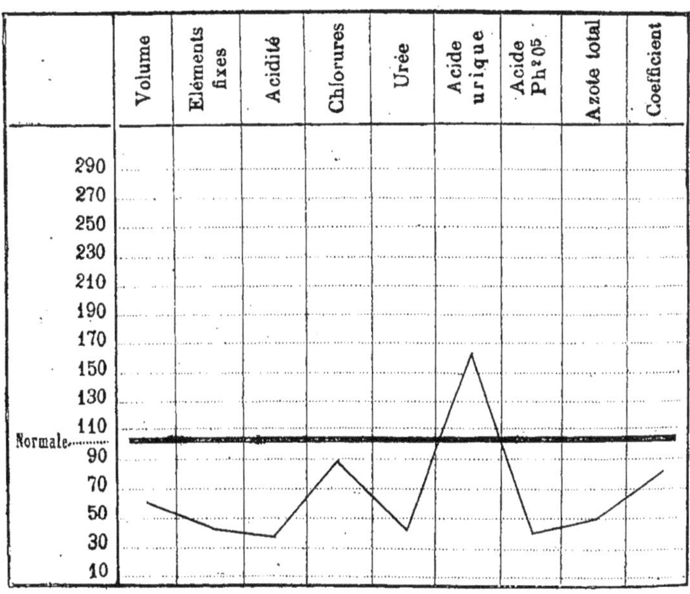

Dans les articulations du coude et de l'épaule, les mouvements sont très difficiles, surtout à droite.

Les doigts sont horriblement déformés, la déformation est symétrique. Au pouce, la première phalange est en flexion, la deuxième en extension. Les autres doigts sont inclinés vers le bord cubital.

La première et la troisième phalange de l'index et du médius sont fléchies ; la deuxième phalange est en extension forcée. La première phalange de l'annulaire et de l'auriculaire est au contraire en extension, la deuxième et la troisième en flexion.

Nodosités au niveau des articles.

Aux pieds, le gros orteil est fortement déjeté en dehors et passe sous les autres orteils.

L'articulation temporo-maxillaire présente de nombreux craquements lorsque la malade mange. Rien à noter à l'examen des organes viscéraux.

Urines : ni sucre ni albumine.

CHAPITRE IX

Le Syndrome rhumatismal chronique. — Son évolution clinique.

Nous avons vu, dans la première partie de ce travail, que la plupart des auteurs ont décrit différentes espèces de rhumatisme chronique qui peuvent être ramenés à trois types principaux :

Le rhumatisme infectieux.

Le rhumatisme tropho-névrotique.

Le rhumatisme goutteux.

Ces formes, les auteurs les distinguent par leur mode de début, par les antécédents héréditaires et personnels de leurs malades, par les complications qui accompagnent ou qui terminent la maladie; mais ils sont bien obligés de reconnaître que, dans tous les cas, les localisations articulaires sont les mêmes, qu'elles évoluent de la même façon, s'accompagnent des mêmes troubles trophiques et fonctionnels, aboutissent aux mêmes déformations. Ces symptômes articulaires, nous les avons retrouvés avec le même masque, la même allure dans les formes que nous avons décrites sous le nom de pseudo-rhumatismes infectieux et nous avons vu que ces formes déjà nombreuses tendent à augmenter à mesure qu'elles sont mieux connues. Il semble donc que, abstraction faite des circonstances étiologiques ou pathogéniques, des questions de terrain, de complications viscérales qui nous apparaissent encore comme étant des facteurs variables, il existe dans tous ces cas un syndrome articulaire fixe qui sert de lien clinique à des faits disparates.

On peut donc, à couvert de ce « syndrome rhumatismal chronique », réunir dans un même groupe nosologique tous ces types hétéroclites qui cadrent mal dans un unique chapitre de pathologie. C'est ce qui a été fait pour les angines de poitrine, vraies et pseudo-angines, qui donnent toujours le même tableau clinique indépendamment de la cause primitive des accidents.

Nous considérerons dans l'évolution de ce syndrome articulaire trois périodes distinctes :

1° Dans une première période on assiste à l'éclosion des manifestations articulaires qui sont toujours primitives. On assiste aux poussées aiguës, subaiguës ou chroniques d'emblée mais toujours douloureuses ; parfois à l'établissement d'une complication viscérale (endocarde, péricarde). Dans cette période, la maladie se comporte comme une maladie infectieuse : *période articulaire.*

2° Dans une seconde période on voit se produire les troubles trophiques : amyotrophies, troubles vaso-moteurs ou cutanés, contractures et rétractions. Cette phase est souvent précoce, coïncide plus ou moins avec des poussées articulaires, en sorte que ces deux périodes empiètent parfois l'une sur l'autre sans limites bien fixes.

Nous la désignerons sous le nom de période *névrotrophique.*

3° La dernière période est celle que nous appellerons *myélopathique.* Tous les symptômes nerveux prédominent sur les symptômes articulaires, les malades prennent vraiment l'aspect de médullaires.

Première période. — *Phase articulaire.* — Ce sont les phénomènes douloureux qui dominent toute son évolution. La douleur ne manque jamais dans le rhumatisme chronique, quelles que soient sa forme ou sa nature.

Parfois des douleurs vagues précèdent les localisations articulaires le plus souvent elles apparaissent en même temps que la fluxion.

Tantôt on observe des fluxions aiguës ou subaiguës reparaissant à intervalles variables, même après une ou plusieurs années; tantôt on a affaire à des fluxions chroniques d'emblée.

Aux premières appartiennent une douleur plus aiguë, une mobilité plus grande, un gonflement et une rougeur locale plus marqués, un état général plus grave avec fièvre. Aux secondes, des douleurs moins vives, une plus grande fixité, un gonflement modéré le plus souvent sans rougeur locale ; l'absence de fièvre.

Les déformations se montrent plus ou moins tôt à la suite de ces premières poussées sans toutefois arrêter leur évolution.

Après, comme avant la déformation, les articles continuent à subir des fluxions intermittentes qui rarement sont très aiguës mais toujours douloureuses.

Dans les intervalles de ces poussées, le gonflement disparaît, la douleur s'amende, l'articulation recouvre une partie des mouvements fonctionnels perdus, on assiste à une période d'amélioration sensible. Tout s'évanouit à l'occasion d'une fluxion nouvelle et peu à peu, après diverses fluctuations, la jointure devient raide, perd son jeu normal et subit l'ankylose.

Les malades se rendent très bien compte de cela. L'un d'eux que nous félicitions d'une amélioration sensible nous disait: « Les jours se suivent sans se ressembler : demain peut-être je serai au lit. » Le fait est que ces fluxions articulaires se produisent d'une façon capricieuse, le plus souvent, à l'occasion d'un changement de temps, ce qui a fait comparer ces malades à des baromètres, d'autres fois à la suite d'un coup de froid, d'une fatigue, d'un traumatisme, etc...

C'est aussi pendant cette première période que se font les complications viscérales sur l'endocarde et le péricarde. Leur proportion est, avons-nous dit, de 20 pour 100.

Ces accidents joints aux poussées articulaires multiples douloureuses nous confirment que pendant cette période le syndrome que nous décrivons se comporte comme une maladie infectieuse.

Deuxième période. — *Phase névro-trophique.* — Le symptôme dominant de cette période, c'est l'atrophie musculaire. Parfois il se montre d'une façon précoce ; on a pu le noter dès la première semaine des accidents, habituellement il se montre plus tard, alors que les articulations ont déjà subi un certain nombre de poussées et que leur fonctionnement est compromis. Dans quelques cas, elle est encore plus tardive, peut ne survenir qu'à la période terminale; enfin, elle peut manquer tout à fait ou du moins être à peine sensible.

Ce qu'il y a de bien certain, tous les cliniciens sont unanimes sur ce point, c'est que, quelque précoce qu'elle soit, l'atrophie musculaire est toujours secondaire, jamais elle ne précède les localisations articulaires. Nous avons développé ailleurs la pathogénie de ces troubles throphiques ; nous avons vu qu'il existe des amyotrophies arthrogénétiques qui sont d'ordre réflexe.

Ces atrophies sont curables avec leur cause, c'est ce qu'on observe dans les arthrites chirurgicales guéries. Elles ne sont pas généralisées, elles atteignent seulement les muscles qui commandent aux articulations malades et plus spécialement les extenseurs.

Elles ne présentent pas de secousses fibrillaires dans les muscles atteints et ne donnent jamais lieu à la réaction de dégénérescence.

Elles ne relèvent donc pas d'une lésion anatomique des cellules des cornes antérieures, mais d'un simple trouble dynamique, ainsi qu'en font foi les examens négatifs de Debove, Strümpell, etc...

A ces atrophies s'ajoutent aussi des contractures qui sont ou bien d'origine réflexe, ou bien plus souvent encore sont dues à la prédominance des antagonistes (fléchisseurs sur les extenseurs atrophiés). Les réflexes tendineux ont plutôt une tendance à l'exagération.

Enfin, les troubles trophiques de la peau, des ongles et des poils existent aussi à cette période succédant à l'atrophie musculaire qu'ils accompagnent.

Les poussées articulaires continuent à se montrer de temps en temps et peu à peu, sous l'influence de cette irritation constante, des filets nerveux terminaux subissent des altérations. Des névrites périphériques s'établissent, mais toujours localisées dans les petites ramifications nerveuses péri-articulaires ou intra-musculaires. Dès qu'on remonte vers les gros troncs nerveux on ne trouve plus rien. (Cas de Pitres et Vaillard. Cas expérimentaux de Moussous.)

A ce moment, la moelle est encore intacte ; comme l'affirment les auteurs précités, il existe seulement des névrites périphériques autour des articulations atteintes. C'est en quelque sorte une transition entre la phase névro-trophique pure et la phase myélopathique ; on pourrait lui donner le nom de névri-trophique.

TROISIÈME PÉRIODE. — *Phase myélopathique.* — Les symptômes nerveux prennent le pas sur les manifestations articulaires. Les malades prennent l'aspect de médullaires se rapprochant le plus souvent du syndrome sclérose latérale amyotrophique, mais pouvant aussi revêtir d'autres formes, en particulier celle de la maladie de Parkinson (cas de Brissaud).

Ces malheureux sont alors de véritables infirmes, ils passent leur existence au lit ou dans un fauteuil.

Parfois ils sont recroquevillés sur eux-mêmes, incapables de marcher ; ceux qui peuvent se tenir debout ont un aspect raide, empalé. Les membres sont parfois animés de tremblement ; la colonne est courbée et déviée (scoliose, cyphose).

Les amyotrophies atteignent leur maximum d'intensité ; elles se généralisent et les muscles atteints présentent des contractions fibrillaires.

Les troubles trophiques sont plus graves, la peau s'amincit, il se forme des escarres, les ongles s'effritent et tombent. Les troubles trophiques s'étendent aussi au squelette, ce qui accentue les déformations articulaires. Les extrémités osseuses se décalcifient et se résorbent comme chez les tabétiques. Nous rapprochons l'image radiographique d'un pied tabétique de celle d'un pied de rhumatisant myélopathique (pl. XIII et XIV).

Les rétractions tendineuses sont énormes, donnant aux mains l'aspect de griffes, les membres sont continuellement affectés de crispations et de crampes douloureuses.

Enfin les réflexes rotuliens sont exagérés et on provoque parfois de la trépidation épileptoïde.

Cette période est ordinairement tardive : on ne l'observe que chez les vieux rhumatisants; cependant nous l'avons rencontrée chez un jeune (obs. LXI). Quand la phase myélopathique est précoce, c'est dans des cas où l'infection rhumatismale est grave, généralisée d'emblée avec poussées aiguës multiples surtout quand les articulations vertébrales sont prises comme c'était le cas chez notre malade. C'est alors que se produisent ces pachyméningites dont MM. Teissier et Roque ont retrouvé les plaques à l'autopsie et qui ont un rôle indéniable aussi bien dans les formes tardives que dans les précoces.

La moelle atteinte dans ses enveloppes peut l'être aussi directement et provoque tous ces symptômes nerveux surajoutés à ceux des fluxions articulaires, dont l'interprétation gênante a donné lieu à l'hypothèse de la trophonévrose primitive.

Ce syndrome médullaire n'est pas bien fréquent : nous l'avons observé seulement cinq fois parmi nos soixante-deux malades, ce qui donne 9 pour 100, et encore un de ces cas est-il douteux (observ. LIX). Ce malade présentait des secousses fibrillaires, mais aussi bien dans les muscles sains que dans ceux qui avaient subi l'atrophie. Il n'avait pas d'autre symptôme myélopathique. Nous resterions donc à quatre observations c'est-à-dire à 6 pour 100. Quelques autres malades que nous n'avons pas vus, en particulier ceux qui ont fait de l'ostéomalacie de leur squelette, paraissent bien avoir atteint à la phase myélopathique. Les renseignements fournis par l'observation ne nous permettent pas de l'affirmer.

En résumé, dans la première partie de ce travail nous avons montré que, dans nombre de cas (55 pour 100), le rhumatisme chronique succède d'une façon évidente aux formes aiguës du rhumatisme articulaire.

Quand cette succession n'est pas évidente, quand on ne retrouve pas d'accidents aigus antérieurs, mais un début lent, insidieux, on peut encore affirmer la nature rhumatismale ou infectieuse de la maladie dans les cas qui se compliquent de lésions viscérales (endocardite, péricardite iritis, rhumatisme cérébral). Malgré cela il existe encore un petit nombre de cas dans lesquels on ne trouve ni accidents aigus ni complications viscérales, dont la nature intime reste par suite entourée d'un certain mystère.

Nous avons vu ensuite qu'à côté de ces formes il existe toute une classe de pseudo-rhumatismes chroniques déformants. Ce groupe est encore peu connu. Nous avons décrit les formes blennoragique, scarlatineuse, tuberculeuse, mais nous prévoyons que, comme dans les rhumatismes aigus, la série des pseudo-rhumatismes va s'accroître rapidement à mesure que les faits seront mieux cherchés et mieux observés. C'est peut-être dans ce cadre que rentreront les cas que tout à l'heure encore nous considérions comme empreints d'une certaine obscurité.

Après avoir montré qu'il existe, entre ce qu'on appelle le rhumatisme vrai et les pseudo-rhumatismes, toute une série de points de passages intermédiaires, nous avons fait voir quelle relation étroite de cause à effet existe entre l'infection et les manifestations articulaires. Nous pensons avec bien d'autres que la division existante entre vrais et pseudo-rhumatismes n'est que provisoire qu'elle est appelée à disparaître tôt ou tard et que le mot rhumatisme restera synonyme de fluxions articulaires multiples douloureuses évoluant par poussées aiguës, subaiguës ou chroniques, quelle que soit d'ailleurs la nature de l'infection causale primitive. Les causes banales d'amoindrissement, la misère, l'humidité, le froid, les privations, le surmenage et aussi l'hérédité conservent un rôle étiologique énorme et incontestable dans la genèse des accidents.

Nous avons établi sur des preuves cliniques, anatomiques et expérimentales que le rhumatisme chronique ne peut pas être considéré comme une affection primitive des centres nerveux. Enfin que le rhumatisme goutteux diffère surtout par le terrain sur lequel il évolue, qui lui imprime une allure un peu spéciale et une bénignité plus grande.

Dans notre seconde partie, après avoir montré les renseignements que peut fournir l'emploi des rayons X dans le diagnostic des arthropathies déformantes, nous avons cherché à établir l'existence d'un syndrome rhumatismal chronique toujours semblable à lui-même indépendamment de son origine rhumatismale, blennorragique, scarlatineuse, tuberculeuse ou autre. Nous avons montré son évolution toujours la même par poussées articulaires successives, nous avons distingué ses trois périodes : articulaire, névro-trophique, myélopathique.

Nous avons fait voir enfin qu'à ce tableau clinique correspondait une courbe uroséméiographique toujours superposable à elle-même et une signature anatomo-pathologique toujours identique.

En un mot, même évolution du processus articulaire au point de vue clinique et anatomique, équivalence de la physiologie générale de l'organisme représentée par l'égalité des excréta.

Ces constatations nous ont paru suffire à caractériser le syndrome que nous proposons.

Observations (suite.)

Observation L (personnelle).

Hospice du Perron (MM. Renaut et Mouisset).

Rhumatisme articulaire aigu et subaigu. — Rhumatisme chronique. — Guérison.

Jules D.. , trente-deux ans, employé, salle Saint-Vincent, nº 22.

Rien dans ses antécédents héréditaires.

Céphalées et convulsions dans l'enfance. Rougeole à sept ans.

A dix-huit ans, s'engage et fait la campagne de 1870.

A dix-neuf ans, première attaque de rhumatisme subaigu (épaule gauche). A vingt ans, deuxième attaque subaiguë (épaule droite). A vingt-deux ans, troisième poussée et vésicatoires sur la région précordiale.

En 1881, à vingt-sept ans, poussée suraiguë de rhumatisme généralisé ; médication vésicante intensive et cystite cantharidienne. Hydarthroses multiples.

Vers vingt-neuf, trente ans, passage à l'état chronique, impotence, craquements. Séjour à l'hôpital de la Croix-Rousse. M. Mouisset se souvient avoir vu le malade à cette époque : il était immobilisé au lit, véritablement infirme.

Entré au Perron en 1884, dans le service de M. Teissier. l'observation porte le diagnostic de neuro-rhumatisme chronique A ce moment, il a été amélioré par différents séjours à Aix-les-

Bains; il peut marcher, mais difficilement ; la jambe est raide comme ankylosée, sensation de corps étranger dans les jointures, craquements : genoux, hanches, orteils, mâchoires, vertèbres cervicales.

Pas de déformations des doigts.

On aurait parlé à cette époque d'une péricardite.

Urines : ni sucre ni albumine.

En 1892, le malade va déjà bien mieux; il présente encore de légères douleurs spontanées et à la pression, aussi bien dans les articulations que dans les muscles; puis ses douleurs diminuent, le malade écrit toute la journée au bureau et commence à faire d'assez longues marches à pied. Donc, amélioration sensible après neuf ans.

En 1896, sa guérison s'accentue, le malade marche bien, va à Oullins et même à Lyon à pied. Les craquements disparaissent peu à peu; pas de déformations.

En février 1897, le malade va tout à fait bien, encore un peu de raideur dans quelques articulations, mais reste levé toute la journée, aucune déformation. Fait des promenades à pied chaque fois que le temps le permet.

Il a actuellement quarante-cinq ans.

Observation LI (personnelle).

Hospice du Perron (M. Mouisset).

Rhumatisme subaigu avec tendance chronique. — Impotence pendant deux ans. — Guérison.

Françoise M..., soixante ans, tisseuse, salle Ferrez, n° 10.

Un frère rhumatisant, mort à soixante-trois ans, sans déformations. Aucune maladie antérieure. Début à cinquante-cinq ans par *une poussée aiguë* avec douleur, rougeur, gonflement dans l'épaule droite, puis peu de temps après dans le membre inférieur droit.

Séjour à l'hôpital de la Croix-Rousse. Puis poussées subaiguës successives ayant envahi toutes les articulations des membres supérieurs et inférieurs, mains et doigts avec gonflement articulaire, mais sans déformation et ayant à chaque poussée une tendance à la chronicité; persistance des troubles fonctionnels et des douleurs pendant trois à six mois, puis disparition jusqu'à nouvelle poussée.

Considérée comme infirme et incurable, elle entre au Perron en 1894. Depuis lors elle s'est beaucoup améliorée. Elle n'a pas eu de nouvelles poussées subaiguës depuis près de deux ans; elle présente seulement de temps à autre des douleurs erratiques dans les diverses articulations.

Actuellement, guérison à peu près complète, sans déformations, sans atrophie, sans craquements; tous les mouvements sont possibles; pas de raideur articulaire; elle peut bien marcher, fait même de longues courses.

Au cœur : souffle systolique de la base, sans propagation.

Très bon état général.

J'avais déjà connu cette malade en 1892-93, étant interne de M. le Dr Audry à l'hôpital de la Croix-Rousse. Elle était alors tellement impotente qu'elle ne quittait pas son lit; aucun médicament ne la soulageait on l'avait considérée comme incurable et on lui avait fait faire un certificat pour le Perron. Je fus très étonné, il y a quelque temps, me rendant au Perron, de rencontrer en chemin cette malade qui allait se promener à pied à Oullins, et qui marchait comme tout le monde. Je la vis ensuite au Perron et constatai qu'elle était complètement guérie. Elle n'a suivi d'autre traitement que le repos et l'expectation.

Observation LII (personnelle).

Hospice du Perron (MM. Renaut et Mouisset).

Bronchites multiples.— Bacillose ancienne guérie.— Rhumatisme chronique insidieux et progressif, ayant entraîné une impotence absolue pendant trois ans.— Guérison sans déformation. — Affection semblable. — Même début, même marche, même terminaison chez sa sœur.

Marie P..., soixante ans, tisseuse, salle Ferrez, n° 37.

Pas d'antécédents héréditaires rhumatismaux. Une de ses sœurs est au Perron, entrée en même temps qu'elle pour la même maladie. A dix-sept ans, affection respiratoire, six mois de lit, convalescence longue (probablement bronchites multiples avec peut-être pleurésie gauche; bacillose ancienne guérie). A vingt-deux ans, douleurs épigastriques, vomissements. A vingt-huit ans, ictère bénin.

Début du rhumatisme il y a huit ans.

Elle habite avec sa sœur au dernier étage d'une petite maison, pas humide, mais froide en hiver. Les deux sœurs ont toujours vécu ensemble et ne se sont jamais quittées. Elles sont les seules de toute leur famille qui aient été atteintes de rhumatismes.

Début par des douleurs fugaces dans les articulations des membres inférieurs; s'accentuent peu à peu ; au bout de trois ans, est obligée de rester à la maison. En même temps, sa sœur est atteinte, mais début par les membres supérieurs. Les deux sœurs impotentes restent longtemps confinées à la maison, faisant faire leurs commissions par les voisines. Puis elles entrent au Perron en 1895. A ce moment la malade était incapable de faire un pas.

Gonflement articulaire sans rougeur des membres inférieurs avec craquements au niveau des articulations.

Les membres supérieurs avaient été aussi atteints : mains et avant-bras, gêne fonctionnelle, douleur, gonflements des doigts sans déviation. Six mois après son entrée, amélioration très sensible, elle pouvait déjà marcher sans canne.

Etat actuel, février 1897. — Tout gonflement a disparu aux jointures des membres inférieurs, mouvements encore limités. Douleurs et craquements dans les mouvements provoqués. Marche assez bien, mais ne peut encore se mettre à genou. Pas de déformations. Douleurs augmentent par les temps humides. Aux membres supérieurs il ne reste rien de l'affection antérieure : ni douleurs, ni gonflements, ni déformations. Tous les mouvements s'effectuent bien.

Aux poumons : au sommet gauche un peu de submatité en arrière avec diminution des vibrations. Bon état général. Rien au cœur.

Urines : ni sucre ni albumine.

En somme, malade prise comme sa sœur de douleurs généralisées avec impotence complète pendant trois ans. Elle a souffert plus longtemps que sa sœur avant de s'aliter, la maladie a eu une marche envahissante moins rapide, la guérison a été également un peu plus lente.

Actuellement elle marche très bien, se tient remarquablement droite; aucune douleur dans la colonne qui avait été prise autrefois. Il persiste aux genoux un peu de raideur avec craquements. Pas de déviation des orteils ni des doigts. Ni gonflement, ni déformation.

Observation LIII (personnelle).

Hospice du Perron (MM. Renaut et Mouisset).

Rhumatisme chronique généralisé, à début insidieux, ayant pris simultanément deux sœurs habitant un appartement non humide. — Impotence absolue pendant deux ans, puis guérison sans déformations.

Anne P..., soixante-quatre ans, dévideuse, salle Ferrez, n° 36. Père mort d'une pleurésie ; pas de rhumatisants dans sa famille.

Une sœur vivante, actuellement au Perron dans un lit voisin, entrée aussi pour la même maladie : rhumatisme chronique.

Réglée à vingt ans, ménopause à cinquante-cinq ans.

Elle habitait une maison froide, mais pas humide ; mais elle aurait enduré quelques privations, nourriture insuffisante.

A trente ans, abcès de la joue qui a laissé une cicatrice. Influenza en 1889.

Il y a six ou sept ans, elle ressentit des douleurs dans les épaules puis dans les hanches ; ces douleurs n'étaient pas très vives et ne l'empêchaient pas de travailler ; elles duraient quelque temps, disparaissaient, puis revenaient ; puis des phénomènes analogues se produisirent du côté des genoux et dans la région lombaire.

Il y a trois ans, douleurs articulaires passant successivement dans toutes les jointures des membres supérieurs et inférieurs ; gonflement modéré, douleur, impotence progressive. Il y a un an et demi, apparut de la diarrhée ; cette diarrhée variait d'intensité, mais elle a persisté d'une façon continue pendant les six mois qui ont précédé l'entrée de la malade au Perron.

A l'entrée, la malade est complètement impotente ; on l'apporte sur un brancard. Elle ne peut marcher. Sa diarrhée a presque complètement disparu ; l'état général est assez bon.

Rhumatisme chronique affectant la plupart des articulations.

Douleurs spontanées et à la pression au niveau de la partie inférieure de la colonne. Aux épaules, peu de douleurs, les mouvements spontanés se font assez bien, mais nombreux craquements.

Elle ne peut fléchir que légèrement les genoux, nombreux craquements.

Léger œdème péri-malléolaire.

Les doigts et les orteils ont été pris, douloureux avec des nouûres au niveau des articulations ; pas de déviation de l'axe des doigts.

Elle tousse très peu ; pas d'expectoration. Céphalée fréquente. Quelques râles sous-crépitants disséminés dans les deux tiers inférieurs des poumons.

Cœur : battements énergiques ; deuxième bruit dédoublé, pas de souffle.

Urines : ni sucre, ni albumine.

Etat actuel, février 1897. — Depuis son entrée au Perron, la malade est allée en s'améliorant progressivement ; aujourd'hui, elle est à peu près guérie.

Les jointures sont presque complètement libres, la malade se sert facilement de ses bras; quelques craquements dans le coude droit ; léger empâtement des poignets.

Membres inférieurs, léger œdème péri-articulaire (tibio-tarsiennes) ; aux genoux, craquements, mouvements assez étendus. Elle marche bien.

En résumé, à son entrée, impotence absolue. On était obligé de la porter.

Début par les membres supérieurs, puis les membres inférieurs ; gonflement articulaire, craquements.

Quelque temps avant son entrée au Perron, marche d'abord pénible avec une canne, puis complètement supprimée pendant deux ans. Quelques mois après son entrée à l'hospice, elle a commencé à marcher.

Actuellement, elle marche sans canne ; pas de déformations articulaires ; les mouvements se font bien ; craquements insignifiants.

Observation LIV (personnelle).

Hospice du Perron (M. Mouisset).

Rhumatisme chronique déformant.

Mme B..., soixante et un ans, tisseuse, salle Sainte-Marguerite, n° 15. Rien dans ses antécédents héréditaires ou personnels.

A vingt-six ans, elle aurait eu une douleur de l'épaule droite pendant deux mois, s'accompagnant au début d'une impotence fonctionnelle complète allant en diminuant peu à peu jusqu'à guérison. Début de son rhumatisme à quarante ans; pendant deux ou trois jours, douleurs assez vives, mais supportables, dans la hanche, le genou et le pied gauches ; puis fluxion aiguë ou subaiguë généralisée à toutes les jointures, qui nécessite l'alitement.

Pendant deux mois, douleurs très vives.

Après treize mois a pu se lever et marcher avec des béquilles. A ce moment, la hanche gauche seule restait malade ; les autres articulations étaient très améliorées.

Au bout d'un an, nouvelle poussée dans la hanche droite. Pendant longtemps a été immobilisée en silicate avec traction.

Depuis son entrée au Perron, elle a eu encore une troisième poussée dans la hanche droite, qui est restée impotente depuis ; elle a eu aussi des douleurs dans les coudes, les épaules et les mains.

Etat actuel, février 1897. — La marche est très difficile, les deux hanches tendent à s'ankyloser ; la gauche l'est déjà complètement, avec raccourcissement du membre inférieur correspondant.

Les genoux et les articulations tibio-tarsiennes sont pris des deux côtés, surtout à gauche, ainsi que les orteils.

Pas d'atrophie bien marquée, un peu cependant au membre inférieur gauche. Aux membres supérieurs, ce sont surtout les épaules qui sont atteintes. Les coudes et les poignets sont très légèrement touchés. Les doigts n'ont à peu près rien ; pas de déformations, de déviations, ni d'ankylose. De temps en temps, douleurs articulaires avec raideur. Rien au cœur. Catarrhe et emphysème.

Urines sans albumine.

Observation LV (personnelle).

(Ancienne malade de la clinique de M. le professeur Bondet.)

Rhumatisme subaigu, poussées successives. — Rhumatisme chronique déformant, amélioration.

Sophie D..., vingt-cinq ans, domestique. Pas de rhumatisants dans sa famille. Très bonne santé dans l'enfance, un peu de scrofule. Réglée à quatorze ans.

Elle a habité à seize ans une maison neuve, peut-être un peu humide, mais située dans un endroit élevé et très sain.

A dix-neuf ans, brusquement, sans cause connue, elle a pris une poussée de rhumatisme articulaire aigu, avec une enflure énorme au niveau des articulations malades et des plaques rouges érythémateuses disséminées. Le début s'est fait par les articulations tibio-tarsiennes, puis toutes les articulations ont été prises les unes après les autres, sauf les hanches (traitement par le salicylate de soude).

Pendant six mois, la malade est restée impotente, ne pouvait ni s'habiller, ni se déshabiller, ni marcher qu'avec l'aide de quelqu'un.

Peu à peu l'enflure disparut, mais à mesure qu'elle disparaissait elle s'aperçut que ses doigts restaient déformés, ainsi que ses chevilles et ses coudes.

Depuis lors, elle avait souvent des poussées subaiguës avec enflure et douleurs plus vives qui duraient deux à trois jours en moyenne. La main se penchait de plus en plus sur le bord cubital après chaque poussée.

Depuis huit mois elle s'est aperçue de déformations au niveau de ses orteils. Celles-ci sont venues lentement, peu à peu, sans poussées aiguës.

Actuellement on constate des déformations symétriques des membres.

Aux mains, déviation sur le bord cubital. Les petites articulations sont presque toutes prises, grosses, déformées, avec des craquements. Les doigts sont en flexion légère. Ankylose complète ou incomplète de toutes les articulations prises. Tendance à la subluxation du pouce droit. Déformations plus marquées à droite qu'à gauche.

Cependant ses mouvements sont assez libres encore ; elle sert comme domestique elle peut faire son service (cuisine, table, chambres), elle peut même coudre et tricoter.

Les mouvements des membres supérieurs sont limités, elle ne peut étendre complètement l'avant-bras sur le bras, ni lever le bras au-dessus de l'épaule ; cependant elle peut arriver à se coiffer, ce qu'elle ne pouvait faire il y a quelque temps. Craquements.

Les vertèbres cervicales ont été prises aussi, elle a eu de la raideur du cou, elle a été immobilisée en flexion, le menton sur le sternum pendant quelque temps. Aujourd'hui ses mouvements sont bien libres.

Rien à la colonne dorsale et lombaire. Aux pieds, déformations moindres qu'aux mains, orteils un peu déjetés en dehors, avec quelques craquements dans les articulations.

Les genoux ne sont pas déformés, ils présentent de nombreux craquements. Mais tous les mouvements se font bien. Pas d'atrophie musculaire. Pas de contractures.

Elle a eu un peu d'albumine en 1894. Bonne santé habituelle; pas de troubles digestifs. Rien aux poumons, rien au cœur.

A fait deux saisons de vingt jours chacune à Aix-les-Bains en 1895 et 1896 ; elle a été très améliorée chaque fois et le mieux s'est maintenu.

OBSERVATION LVI (personnelle).

Hospice du Perron (MM. Renaut et Mouisset).

Rhumatisme chronique déformant.

Mlle B..., quarante-trois ans, tisseuse, salle Ferrez, n° 17. Entre le 3 avril 1893. Père bien portant. Sa mère est atteinte de douleurs depuis sept ans, ses mains sont actuellement déformées. Pas de maladies de l'enfance. Réglée à treize ans, pas mariée. A toujours habité un appartement très sec. Céphalées fréquentes depuis quatorze ans. A vingt-quatre ans début des douleurs rhumatismales dans l'index droit avec légère tuméfaction. Les cinq doigts se prirent successivement, puis le poignet. Migraines et névralgies. Puis les choses en restèrent là; état stationnaire pendant dix ans. *Début asymétrique.* Il y a quelques années la maladie reprit progressivement sa marche envahissante : la main et le pied gauches se prirent simultanément; d'abord le poignet, puis l'index et les deux doigts suivants.

Le pied droit fut atteint le dernier. En même temps les névralgies reprirent avec une intensité nouvelle. Bon état général. Rien aux autres appareils.

A son entrée : Main droite, poignet presque immobile, douloureux, tous les diamètres sont élargis. La tête du cubitus est particulièrement saillante en arrière.

Le pouce est intact. Les autres doigts sont à demi fléchis, immobiles; mouvements très douloureux.

La face palmaire présente une atrophie notable de l'éminence thénar. L'avant-bras est le siège de lancées douloureuses.

L'épaule n'a aucune déformation, mais les mouvements en arrière sont limités et douloureux. La main gauche présente un aspect à peu près analogue à celui de la main droite.

Aux membres inférieurs, le pied droit fut envahi d'abord par le gros orteil, puis tous les autres successivement. Tous sont douloureux, les mouvements volontaires sont impossibles. Rien aux ongles. Les mouvements de la tibio-tarsienne sont un peu limités au pied gauche.

Hanches et genoux intacts.

Du côté du système nerveux, la sensibilité est partout intacte.

Les réflexes rotuliens sont exagérés, surtout à gauche, mais pas de trépidation. Rien aux poumons.

Au cœur : Souffle systolique maximum à la pointe, se prolongeant pendant toute la durée du petit silence. Pas de propagation dans l'aisselle. Rien du côté des voies digestives.

Urines : Ni sucre ni albumine.

Septembre 1896. — Déformations marquées aux quatre membres. Douleurs par accès. Marche de plus en plus difficile. Pas de troubles de la sensibilité objective.

Réflexes rotuliens exagérés.

Un peu d'atrophie aux muscles des membres, surtout des membres supérieurs.

Pas de troubles trophiques cutanés appréciables. La peau des membres est lisse, luisante.

Au cœur, le souffle systolique a disparu. Dédoublement du deuxième bruit à la pointe et à la base.

Déformations d'origine tendineuse et d'origine osseuse.

État actuel, février 1897. — Déformations surtout accentuées aux doigts et aux orteils.

Impotence peu marquée, elle peut marcher et se promener; hanches et genoux libres. Légère atrophie des muscles des membres. Poussées douloureuses assez fréquentes. Tendance à l'exagération des réflexes.

Pas d'autres troubles trophiques. Bon état général.

Observation LVII

Hospice du Perron (M. le professeur Renaut).

Rhumatisme chronique déformant. — Tuberculose sénile.

Jeanne G..., soixante-neuf ans, dévideuse, salle Sainte-Catherine, n° 5. Pas d'antécédents héréditaires. Refroidissements répétés, mais pas d'humidité.

Jusqu'à vingt ans, palpitations, essoufflement; un médecin aurait constaté une lésion du cœur.

Réglée à dix-neuf ans, toujours irrégulièrement ; ménopause à quarante-trois ans. N'est pas mariée.

Début des douleurs et déformations rhumatismales à dix-huit ans pour les membres supérieurs, à trente ans pour les membres inférieurs.

Pneumonie à cinquante ans, avec hémoptysie, l'année suivante nouvelle hémoptysie, une à deux pleines casseroles, dit-elle.

Actuellement : facies amaigri ; teint cachectique.

Aux membres supérieurs : déformation des deux mains : flexion sur la paume de la main de la phalange et de la phalangine ; extension de la phalangette. Ankyloses. Craquements.

Pouces en pronation et craquements.

Poignets déformés, fléchis à angle obtus, extension impossible.

Douleurs dans les articulations temporo-maxillaires.

Colonne : scoliose à convexité dorsale droite, douleurs à la pression.

Aux membres inférieurs : orteils déjetés en dehors ; articulations fléchies les unes sur les autres.

Craquements et gonflement du cou-de-pied et du genou.

Hanches normales.

Cœur : pointe dans le cinquième espace, pas de souffle. On entend à la pointe un bruit diastolique fort et à la base un dédoublement évident du deuxième bruit non modifié par la respiration.

Poumons : Droit : submatité à la base et submatité au sommet, exagération des vibrations, souffles et râles cavernuleux ; à la base, râles d'œdème.

Gauche : quelques ronchus et râles muqueux aux bases.

Essoufflement. Expectoration abondante et muco-purulente. Quintes de toux.

Voies digestives : langue non saburrale. Quelques vomissements. Abdomen normal. Foie et rate normaux.

Sytème nerveux : rien de particulier. Atrophies musculaires dans le domaine des articulations intéressées. Névralgies. Faiblesse générale.

Observation XLIII (personnelle).

Hospice du Perron (M. Mouisset).

Rhumatisme chronique déformant ayant succédé à un rhumatisme subaigu. — Amaurose. — Phase myélopathique. — Exagération des réflexes, atrophie musculaire, tremblement fibrillaire.

Ren., quarante-six ans, tisseur, salle Saint-Léon, n° 51. Pas d'antécédents rhumatismaux dans sa famille. Père mort d'une cardiopathie.

A vingt-quatre, vingt-cinq ans est exposé à l'humidité (arrosage journalier de son jardin).

Rhumatisme subaigu avec rougeur, gonflement dans les deux pieds (tarse et tibio-tarsienne). Séjour de trois mois à l'hôpital de la Croix-Rousse.

Les déformations des pieds ont commencé de suite après et ont progressé.

Vers 1880, troubles visuels aboutissant à l'amaurose. Un peu avant cette époque, nouvel accès subaigu et nouveau séjour de trois mois à l'hôpital de la Croix-Rousse.

Il y a deux ans, douleurs dans les genoux et dans les hanches. Sensation de dérobement des jambes. Rien au cœur ni aux poumons. Rien dans les urines.

Quand il est entré au Perron il marchait encore bien, sans canne parfois. Ce n'est que depuis deux ans qu'il est confiné au lit, marchant peu et fort péniblement appuyé sur deux bâtons.

Pas de démarche spéciale.

Déformation typique des pieds ; gros orteils déviés en dedans, passant au-dessous des autres orteils.

Douleurs et craquements dans les genoux sans déviation des surfaces articulaires.

Atrophie musculaire considérable.

Hanche droite très douloureuse. Mouvements impossibles.

Réflexes rotuliens exagérés. Pas de trépidation.

Pas de troubles de la sensibilité.

Tremblements fibrillaires aux cuisses, diminution de la force musculaire aux membres supérieurs.

Aspect myélopathique.

Saillie vers les dernières vertèbres dorsales ; pas de scoliose.

Rien aux membres supérieurs au point de vue articulaire.

Observation LIX (personnelle).

Hospice du Perron (MM. Renaut et Mouisset).

Rhumatisme aigu polyarticulaire. — Rhumatisme chronique déformant.— Rétractions tendineuses.— Exagération des réflexes. — Atrophie musculaire et contractions fibrillaires.

Jean Vax..., soixante-trois ans, maçon, salle Saint-Léon, n° 63. Pas d'antécédents rhumatismaux dans sa famille.

Marié à vingt-quatre ans : 9 enfants, tous vivants.

Personnellement, bonne santé habituelle.

Pas d'alcoolisme, pas de syphilis, pas d'impaludisme.

Sa profession de maçon l'exposait constamment au froid et à l'humidité.

Début il y a douze ans : douleur brusque, cuisante au niveau du poignet gauche, en même temps tuméfaction énorme ; rougeur, élévation de la température locale. La tuméfaction était si prononcée que le malade crut avoir été piqué par une bête venimeuse.

Trois semaines après, mêmes symptômes dans l'épaule correspondante ; il entre à l'Hôtel-Dieu où, croyant à une infection locale (lymphangite), on lui fit des incisions superficielles d'où il ne s'écoula que du sang.

Au bout de trois à quatre semaines, ces symptômes aigusd isparurent et il resta seulement un peu de raideur articulaire et une légère tuméfaction. Puis le cou-de-pied gauche fut envahi et successivement le genou, la hanche gauche et le poignet droit.

Peu à peu, la douleur et la tuméfaction disparurent, mais le malade ne put reprendre son travail.

Il se servait difficilement de ses mains ; il prenait souvent des vertiges et des maux de tête.

A son entrée : le bras et la jambe gauches paraissent plus atteints. Déformation aux deux mains. Les trois derniers doigts sont fléchis, le pouce et l'index en extension. Aspect de griffe cubitale.

Extension impossible par rétraction des fléchisseurs.

Nouûres surtout marquées à l'articulation des premières avec les deuxièmes phalanges.

Le pouce gauche forme une courbe à concavité externe.

Du côté des grandes articulations : coude, épaule surtout à gauche, les mouvements sont très limités. Craquements.

Pas d'atrophie. Pas de troubles de la sensibilité.

Rien au cœur ni aux autres organes.

Urines sans albumine.

Varices des membres inférieurs.

Février 1897. — Déformations toujours prédominantes aux mains et poignets. Les épaules et les mains sont toujours impotentes, les autres articulations sont assez libres. Depuis quelque temps il va mieux, il peut descendre se promener.

Pas de troubles de la sensibilité.

Exagération des réflexes rotuliens.

Un peu d'atrophie des interosseux, parfois mouvements fibrillaires ainsi qu'aux deux deltoïdes qui ne sont pas atrophiés.

Torticolis et lombago.

Observation LX (personnelle).

Hospice du Perron (MM. Renaut et Mouisset).

Rhumatisme chronique déformant. — Généralisation. Phase myélopathique

Christine G..., quarante-huit ans, modiste, salle Ferrez, n° 27. Mère morte tuberculeuse. Une de ses sœurs souffre depuis deux ou trois ans de douleurs dans les membres. Un frère tabétique.

Aucune maladie aiguë antérieure.

Depuis l'âge de onze ans est sujette aux maux de tête jusqu'à vingt-deux ans, puis ils ont disparu. Douleurs névralgiques à la suite d'extraction de dents.

A trente-cinq ans, à la suite de surmenage occasionné par la maladie et la mort de sa mère elle fut prise de douleurs de rhumatisme dans l'épaule gauche. Dès le début, les douleurs étaient si vives que tout mouvement était impossible ; la malade avait de la fièvre. L'état aigu a disparu au bout de quelques semaines, mais l'articulation est restée un peu douloureuse. Poussées subaiguës successives dans l'épaule droite, les deux poignets, puis les doigts et enfin les pieds.

Un an après, les douleurs apparurent aux genoux, le gauche d'abord, puis le droit, les douleurs aiguës alternaient de chaque côté, les genoux furent très enflés et le restèrent ensuite pendant plusieurs mois.

En même temps les autres articulations étaient le siège de douleurs sourdes ; traversées quelquefois par des crises aiguës de courte durée.

L'an dernier, s'est produite une nouvelle poussée douloureuse des genoux avec un gonflement si considérable qu'on a appliqué un bandage silicaté.

Les articulations vertébrales se sont prises, douleurs très vives le long de la colonne vertébrale, impotence encore plus considérable.

Atrophie considérable des muscles des membres.

A son entrée. — L'épaule gauche est ankylosée, mouvements imperceptible et très douloureux. Epaule droite moins prise.

Coudes libres : Les deux poignets sont ankylosés en extension. Les doigts ont conservé leur direction normale, sont moins malades que les poignets. Le troisième et le deuxième métacarpiens de la main droite sont déformés, hypertrophiés ; les autres normaux. La main droite est beaucoup plus prise que la gauche.

Les extrémités des doigts sont effilées, les phalangettes mobiles.

La peau fine desquame en pellicules blanches. *Les ongles* sont aussi déformés ; ils sont minces, recourbés en carène, striés. Les ongles des pouces sont les plus déformés.

Les jambes sont fléchies à 120 degrés ; on ne peut les étendre davantage, la flexion complète se fait bien. Rotules immobiles. Crampes fréquentes dans les jambes, rétraction tendineuse.

Articulations tibio-tarsiennes libres,

Orteils symétriquement déformés; mais déviation plus accentuée à gauche.

Douleurs sourdes à la pression tout le long de la colonne vertébrale. Deux points plus douloureux à la région cervicale et à la région lombaire. Mouvements de la tête douloureux et limités.

Urines : ni albumine ni sucre.

Aucun trouble de la sensibilité objective. Rien aux poumons.

Au cœur. — Pas de souffle, dédoublement du deuxième bruit.

En 1892, la malade se plaint de crispations et contractures douloureuses dans tout le corps, avec formation de nœuds de contracture musculaire au niveau des muscles de la cuisse.

État actuel, février 1897. — La malade est une véritable infirme toute courbée et pelotonnée sur elle-même. Elle demande cependant encore à se lever, on l'habille et on la met dans un fauteuil où elle passe une partie de la journée. Elle souffre continuellement jour et nuit. Toutes les articulations sont prises, déformées et ankylosées.

Tous les doigts sont maintenant déviés vers le bord cubital.

Elle ne peut faire aucun mouvement. Les troubles trophiques sont toujours aussi accentués (muscles, peau, ongles). Les atrophies musculaires prédominent aux membres supérieurs ; les contractures et les rétractions tendineuses aux membres inférieurs,

Pas de troubles de la sensibilité objective.

Observation LXI (personnelle).

Hôtel-Dieu (service de M. Mollière).

Rhumatisme chronique déformant polyarticulaire.
Phase myélopathique.

Maurice C..., vingt-cinq ans, charron, salle Saint-Jean, n° 28. Rien dans ses antécédents héréditaires; pas de tuberculose. Jusqu'à vingt-deux ans santé parfaite. C'est pendant le cours de la troisième année de service militaire à Grenoble que sa maladie débuta. Pas de fatigue, pas de mauvais traitements. Les premiers symptômes furent des douleurs siégeant principalement dans le genou droit, mais aussi le long de la cuisse et de la jambe. Examiné à l'infirmerie et à l'hôpital on ne trouve aucun symptôme subjectif et on pense à du rhumatisme. Renvoyé dans ses foyers avec la classe, il commence à sentir des douleurs dans les reins, la marche devient pénible. Maux de tête pendant deux mois, puis raideur de l'articulation temporo-maxillaire déviation du cou.

En 1892, rentre à l'Hôtel-Dieu dans un service de chirurgie, on pense à un mal de Pott, on fait une minerve plâtrée et on l'envoie à Longchêne. En juillet 1892, revient à l'Hôtel-Dieu. La minerve n'a amené aucun soulagement.

Brusquement *les genoux deviennent gonflés et douloureux, la température rectale monte à 40°4.* On place des vésicatoires. Cet état persiste huit jours environ, pendant ce temps les genoux ont toujours été plus douloureux que les reins.

En même temps la marche devenait de plus en plus pénible, la bouche s'ouvrait de moins en moins facilement; il accusait des douleurs vagues dans toutes les grandes articulations.

Début de l'amaigrissement des membres supérieurs.

De novembre 1892 à novembre 1893, le malade fait un nouveau séjour d'un an à Longchêne. C'est là que s'est confirmé le diagnostic de rhumatisme chronique déformant.

Les poignets ont été pris de poussées successives subaiguës moins brusques que celles des genoux. C'est après cinq ou six poussées subaiguës de quinze jours chacune que l'ankylose s'est établie. Les pieds ont été pris vers la même époque.

En novembre 1893 le malade revient à l'Hôtel-Dieu dans le service de M. Mollière, il a considérablement maigri et perdu ses forces ; il ne se lève presque plus. Depuis un certain temps il n'a pas eu de grandes souffrances spontanées.

Les articulations temporo-maxillaires sont à peu près immobiles, les arcades dentaires ne se séparent pas. Grande difficulté pour introduire les aliments dans la bouche.

La colonne vertébrale est tout à fait immobile dans la portion cervicale. Le malade n'a jamais beaucoup souffert dans le cou; il n'y a pas de douleur à la pression.

Les portions dorsales et lombaires de la colonne sont aussi notablement gênées dans leurs mouvements. Pas de scoliose. Légère cyphose dorsale.

Membres inférieurs : aux pieds la principale déformation consiste dans la position en équerre des deux gros orteils, surtout du droit.

Les deux genoux ont été les premières articulations atteintes. Actuellement, le droit est indolent, le gauche est très douloureux depuis avant-hier. Lorsqu'on applique les mains au niveau des genoux, on est frappé par une élévation thermique locale notable. Pas d'ankylose, quelques craquements à droite. Des deux côtés, hydarthrose volumineuse.

Les hanches sont d'une exploration difficile et paraissent relativement indemnes.

Membres supérieurs : à gauche, les doigts sont fléchis, sur les métacarpiens, surtout les deux derniers doigts, ce qui donne l'apparence grossière d'une griffe cubitale.

Les articulations métacarpo-phalangiennes sont gonflées et raides.

Les articulations radio-carpiennes, celles des os du carpe entre eux et avec les os du métacarpe sont le siège d'un gonflement considérable. Le coude gauche est limité dans l'extension ; l'épaule gauche dans tous ses mouvements. A droite, mêmes localisations avec de légères différences de détail.

Le malade est extraordinairement émacié. L'amaigrissement a suivi la marche des arthropathies, s'installant au fur et à mesure près des articulations malades. Aux avant-bras et aux bras, les masses musculaires sont presque entièrement disparues. Pas de paralysies.

Ni crampes ni raideurs musculaires.

Etat actuel, 8 février 1897. — Depuis son entrée à l'Hôtel-Dieu, l'état du malade n'a fait qu'empirer progressivement.

Pendant les premiers mois, il avait de temps en temps des poussées subaiguës dans ses diverses articulations, caractérisées par du gonflement et des douleurs plus vives pendant dix à quinze jours. Depuis dix-huit mois ou deux ans il n'a plus jamais de poussées subaiguës, la marche de son rhumatisme est devenue tout à fait chronique. Les déformations persistent et s'accentuent aux extrémités.

Le malade est maintenant un infirme et il paraît impossible qu'il puisse arriver jamais à se servir de ses mains et de ses pieds.

Ses mains sont recourbées en dedans, les poignets ankylosés; tous les doigts immobilisés la plupart en flexion forcée, quelques-uns en extension. Les pieds sont complètement luxés et déviés. La plante du pied regarde directement en dehors, tandis que le point d'appui sur le sol se ferait sur le bord et la face interne, si le malade pouvait se tenir.

Les grandes articulations : épaules, coudes et genoux présentent des mouvements assez étendus.

Le malade n'a pas quitté son lit depuis plusieurs années, il est tout recroquevillé dedans.

Rien au cœur.

Atrophie musculaire généralisée persiste.

Exagération des réflexes rotuliens.

Pas de troubles objectifs de la sensibilité,

La peau est plutôt épaissie et desquamante, surtout sur les pieds.

Observation LXII (personnelle).

Hospice du Perron (M. Mouisset).

Rhumatisme chronique déformant, phase myélopathique. Escarre.

Marie F..., soixante-onze ans, salle Ferrez, n° 8. Pas d'antécédents héréditaires ni personnels. Début de l'affection il y a quinze ou vingt ans par des douleurs continues dans les doigts, du gonflement des articulations des doigts et du poignet. C'est seulement depuis deux ou trois mois qu'elle aurait des douleurs dans les épaules, les genoux, les chevilles et les pieds (avril 1896).

Déformations aux doigts depuis quinze ans.

A son entrée. Déformation considérable des extrémités, flexion permanente des coudes et des genoux. Atrophie complète de certains muscles, rétractions tendineuses.

Les déformations articulaires sont dues en grande partie aux troubles musculaires.

Aux phalanges quelques articulations complètement ankylosées.

Rien au cœur.

Etat actuel, février 1897. Cette malade est complètement infirme, confinée et recroquevillée dans son lit, incapable de faire le moindre mouvement et souffrant très vivement dans la plupart de ses articulations.

Toutes les grandes articulations sont prises sauf les hanches et totalement ou partiellement ankylosées ; les membres sont en demi-flexion.

Les doigts et les orteils sont entièrement déformés.

Aux mains, les doigts sont déviés d'une façon exagérée sur le bord cubital, et réduits à de petits fuseaux grêles faisant ressortir les nouures articulaires.

Aux pieds, déviation énorme des gros orteils vers le bord externe.

Orteils en marteau.

Atrophie musculaire énorme et généralisée. Amaigrissement squelettique. La peau est lisse et mince au niveau des genoux, le frottement du drap a déterminé la production d'une escarre au niveau de la rotule.

Faiblesse extrême.

Statistique générale des observations.

Total de 62 observations de rhumatisme chronique déformant : dont 48 malades examinés personnellement ; non compris 6 observations de pseudo-rhumatismes tuberculeux et blennorragique :

Sexe :

Hommes : 18 (29,14 0/0).

Femmes : 44 (70,96 0/0).

Hérédité : 24 cas (38,7 0/0).

Hérédité directe : 13 cas (20,9 0/0).

Hérédité collatérale : 14 cas (22,5 0/0).

Mode de début :

Précédé d'accidents aigus ou subaigus : 34 (54,83 0/0).

D'emblée chronique, insidieux : 28 (45,17 0/0).

Cardiopathies. — 13 cas (20,9 0/0).

Aortiques 5

Mitraux 6

Péricardites 3

Dans les cas précédés d'accidents aigus ou subaigus 7 (20,5 0/0).

Aortiques 3

Mitraux 3

Péricardites 1

Dans les cas chroniques d'emblée : 6 (21,4 0/0).

Aortiques 1

Mitraux 3

Péricardites 2

Autopsies. — Nous avons eu 7 autopsies dont 3 avec cardiopathies vérifiées.

CONCLUSIONS

I. Le rhumatisme chronique déformant se développe chez des débilités, des prédisposés, des héréditaires sous des influences pathogéniques multiples : *Rhumatisme articulaire aigu; Pseudo-rhumatismes* (maladies infectieuses diverses : blennorragie, scarlatine, tuberculose, diphtérie, etc.).

Dans aucun cas il ne paraît dépendre d'une lésion primitive des centres nerveux.

II. Dans ces diverses manifestations chroniques polyarticulaires, il existe un syndrome clinique, toujours le même évoluant en trois périodes : *articulaire, névrotrophique* et *myélopathique*, s'accompagnant toujours des mêmes lésions anatomiques essentielles au niveau des articulations et des extrémités osseuses et ayant constamment une courbe uroséméiographique identique.

Nous proposons le nom de : *Syndrome rhumatismal chronique déformant.*

III. La distinction actuellement établie entre l'affection dite « *rhumatisme vrai* » et les « *pseudo-rhumatismes* » doit être considérée comme provisoire. Elle est destinée à disparaître devant la détermination de plus en plus précise des causes de chaque processus rhumatismal et des conditions qui font varier l'évolution ultérieure de ce même processus une fois produit.

IV. L'emploi des rayons X peut être très utile pour permettre de différencier les lésions anatomiques créées par le syndrome rhumatismal chronique de celles des autres arthropathies déformantes (goutte et affections nerveuses).

BIBLIOGRAPHIE

Amaral (Do), *Arthropathies blennorragiques, formes graves avec amyotrophie* (thèse de Paris, 1891).

Amelin, *Maladie de Landré-Beauvais chez l'enfant* (thèse de Paris, 1896).

Adams, *On rheumatism, rheumatic gout and sciatica* (Dublin, 1853).

Arnozan, *Troubles trophiques consécutifs aux maladies du système nerveux* (thèse agrég., 1880).

Bouchard, *Maladies par ralentissement de la nutrition*, 1885. *Rhumatisme chronique* (Congrès pour l'avancement des sciences, Marseille, 1891).

Buss, Relations entre l'angine et le rhumatisme articulaire aigu (*Deutsch. Arch. f. klin. Med.*, LIV, I).

Boichon, *Angine prémonitoire du rhumatisme articulaire aigu* (thèse de Lyon, 1896).

Bucquoy, *Gazette des Hôpitaux*, 1881.

Brissaud, Du bubon rhumatismal (*Revue de méd.*, 1885).

Barthez, *Traité des maladies goutteuses*, 1802.

Blum, *Arthropathies d'origine nerveuse* (thèse agrég., 1875).

Bochefontaine et Lombroso, Arthropathies expérimentales chez le chien, par sections nerveuses (*Société de Biol.*, 1885).

Behier et Hardy, *Traité de pathologie interne*, 1869-1875.

Brissaud, Des arthropathies tabétiques (*Leçons sur les maladies nerveuses*. 1895).

Babinski, Coexistence de : ataxie locomotrice, arthropatie tabétique et rhumatisme chronique (*Bul. Soc. anat.*, 1887).

Ballet, Des spasmes musculaires consécutifs aux lésions rhumatismales chroniques des jointures (*Gaz. des Hôpitaux*, 1888).

Bazin, *Leçons théoriques et cliniques sur les affections cutanées de nature arthritique et dartreuse*, 1860.

Cazal, *Société de Biologie*, 1890.

Cousin, *Quelques symptômes communs aux affections nerveuses et au rhumatisme chronique* (thèse de Paris, 1890).

Crèvecœur, *Considérations pathogéniques sur le rhumatisme chronique* (thèse de Paris, 1890).

Céry, *Etude clinique du rhumatisme noueux chez l'enfant* (thèse de Nancy, 1892).

Charrin, *Rhumatisme chronique et infection.* (Assoc. française pour l'avancement des sciences.) — Rhumatismes chroniques. (*Leçons de pathogénie appliquée*, 1897.)

Charcot, *Etudes pour servir à l'histoire de l'affection décrite sous les noms de goutte asthénique primitive; nodosité des jointures; rhumatisme articulaire chronique*, etc. (thèse de Paris, 1853).

— *Traité des maladies des vieillards. Goutte et rhumatisme.*

— Leçon clinique (*Progrès médical*, 1882).

Cornil, Coïncidences pathologiques du rhumatisme chronique (*Société de Biologie*, 1864).

Chauffard et Ramon, Des adénopathies dans le rhumatisme chronique infectieux (*Revue de méd.*, 1896).

Chauffard, *Parallèle de la goutte et du rhumatisme* (thèse d'agrégation, 1857).

Chomel, *Essai sur le rhumatisme* (thèse de Paris, 1813).

Colombel, *Recherches sur l'arthrite sèche* (thèse de Paris, 1862).

Cullen, *Traité de médecine*, 1787.

Cornil et Ranvier, *Histologie pathologique*, 1881.

Chipault, Arthrite sèche (in *Traité Le Dentu-Delbet*, t. III).

Chuffart, *Affections rhumatismales des tissus cellulaires sous-cutanés* (thèse d'agrég., 1886).

Dauban, *Etiologie du rhumatisme chronique progressif (type scarlatin)* (thèse de Paris, 1895).

Djelalian, *Arthropathie tabétique* (thèse de Paris, 1896).

Delarrat, *Rhumatisme chronique déformant dans ses rapports avec le rhumatisme articulaire aigu* (thèse de Paris, 1896).

Dieulafoy, *Traité de pathologie interne. Rhumatisme*, 1894.

Deville et Broca, *Bull. Soc. anat.*, 1851.

Durand-Fardel, *Traité des maladies chroniques*, 1868.

Diamantberger, *Rhumatisme noueux chez les enfants* (thèse de Paris, 1890).

Debove, Absence de lésions du système nerveux dans le rhumatisme chronique (*Progrès médical*, 1880).

Deroche, *Etude clinique et expérimentale sur les atrophies réflexes d'origine articulaire* (thèse de Paris, 1890).

Davaine, *Etude comparative du rhumatisme articulaire aigu et des poussées aiguës du rhumatisme chronique* (thèse de Paris, 1897).

Emery, Rhumatisme blennorragique déformant (*Soc. de Dermatol. et Syph.*, décembre 1895).

Fort, *Arthropathies tabétiques* (thèse de Paris, 1891).
Fernet, *Du rhumatisme aigu et de ses diverses manifestations* (thèse de Paris, 1863).
Fuller, *On rheumatism, rheumatic gout and sciatica*, London, 1860.
Feindel, *Rev. neurologique*, 1896.
Froriep, *Die rhumatische Schweile*, Weimar, 1843.
Gaston, Rhumatisme blennorragique noueux (*Soc. Dermatol. et Syph.*, janvier 1895).
Guilbert, *Goutte et rhumatisme*, 1820.
Giannini, *De la goutte et du rhumatisme* (traduit de l'italien par Jouenne), 1810.
Garrot, *La goutte et le rhumatisme goutteux* (traduit de l'anglais par Ollivier), Paris, 1867.
Guichard, *Atrophies réflexes* (thèse de Bordeaux, 1881).
Hoffa, *Des atrophies musculaires consécutives aux arthrites* (21e Congrès de la Société allemande, Berlin, 1892).
Halle et Nysten, Rapport sur un remède proposé pour la goutte (*Journ. général de médecine, de chirurgie et de pharmacie*, Paris, 1809).
Hattier, *De l'arthrocace sénile* (thèse de Paris, 1852).
Huguenard, Note sur un cas de rhumatisme blennorragique à forme noueuse (*Recueil de Mém. de méd. milit.*, 1879).
Haygarth, A clinical hystory of diseases (*Médical transact.*, t. IV, 1795) (London, 1805).
Heberden, *Commentarii de morborum historia et curatione reduci curavit.* S. th. Sœmmering, Francfort-sur-le-Mein, 1804 (caput XXVIII, Digitorum nodi).
Homolle, art. Rhumatisme, *Dict. de Jaccoud.*
Jouis, *Des arthrites blennorragiques* (thèse de Paris, 1891).
Jaccoud, Sur une forme de rhumatisme chronique (*Cliniques de la Charité*, 1874).
— Sur un cas de rhumatisme déformant (*Cliniques de la Pitié*, 1886).
Jacquet, Rhumatisme blennorragique avec troubles trophiques (*Société méd. des Hôpit.*, 1897).
Jeanselme, Troubles trophiques dans la blennorragie (*Presse méd.*, 1895).
Klippel, Lésions des cellules des cornes antérieures de la moelle consécutives aux arthrites (*Bull. Soc. anat.*, novembre 1887 et janv. 1888).
Lane (Hugh), Arthrite rhumatismale et arthrite rhumatoïde (*Société de médecine de Londres*, 1892).
Lannois, Etude du rhumatisme chronique par les rayons X (*Soc. méd. des Hôpit.*, 1896).
Lannois et Linnossier, *Emploi du salicylate de méthyle dans le rhumatisme subaigu et chronique* (Congrès de Nancy, 1896).
Limbourg, *Dissertation sur les douleurs vagues connues sous les*

noms de goutte vague et de rhumatismes goutteux, in-12, Liège, 1763; 2e édition en 1768.

Landré-Beauvais, *Existe-il une goutte asthénique primitive*? Paris, 1800, in-8o.

Léger, Arthrite sèche polyarticulaire précoce (*Union médicale*, 1878).

Little, Chronic rheumatic arthritis (*Transac. of path. Soc. of London*, 1860).

Londe, art. RHUMATISME CHRONIQUE, in *Traité Debove-Achard*.

Lasègue, *Etudes médicales*, 1884.

Latour, *Essai sur le rhumatisme*, Paris, 1803.

Lancereaux, *Cliniques médicales*, 1892.

Lacaze-Dori, *Rhumatisme chronique chez les enfants* (thèse de Paris, 1882).

Lloyd, Arthropathy in general paresis (*Philadelphia Hospital Reports for 1892*).

Labbé, Nouvelle observation de rhumatisme chronique et tabes (*Presse médicale*, 1895).

Mollard, *Parallèle entre la fièvre rhumatismale et le rhumatisme chronique* (thèse de Paris, 1890).

Morel-Lavallée, Arthropathies blennorragiques à forme de polyarthrite déformante, progressive, pseudo-nerveuse (*Société française de Dermatol. et Syph.*, avril 1891).

Massalongo (de Padoue), *Physiologie pathologique du rhumatisme chronique, son origine nerveuse* (Ve Congrès de la Société italienne de médecine, Rome, 1892).

Mas, *Des cas de transition entre le rhumatisme articulaire aigu et les pseudo-rhumatismes infectieux* (thèse de Montpellier, 1896).

Max Schueller, Recherches sur la nature du rhumatisme chronique (*Berlin klin. Wochens*, 1893).

Marie, *Rhumatisme chronique infectieux et rhumatisme chronique arthritique* (Leçons de clinique médicale, 1893).

Menjaud, *De la rétraction spontanée et progressive des doigts dans ses rapports avec la goutte et le rhumatisme goutteux* (thèse de Paris, 1861).

Marfan, art. RHUMATISME, du *Traité de maladie des enfants*, Grancher-Comby.

Moncorvo, *Rhumatisme chronique noueux des enfants* (trad. Mauriac), Paris, 1880).

Moudan, thèse de Lyon, 1882.

Moussous, *Contribution à l'étude des atrophies musculaires succédant aux affections articulaires* (thèse de Bordeaux, 1885).

Mayet et Cuilleret, Troubles trophiques du rhumatisme noueux (*Lyon médical*, 1888).

Massalongo, Contributo ella fico patologia rhumatismo articulari cronico sua origina nervosa (*Riforma medica*, 18 avril 1893).

Nissen (de Halle), *Arthrites et Syringomyélie* (XXIe Congrès de la Soc. allemande, Berlin, 1892).

Ollivier et Ranvier, Anatomie pathologique du rhumatisme articulaire aigu (*Société de Biologie*, 1865-1866).

Ollivier, *Des atrophies musculaires* (thèse d'agrég., 1869).

Potain, Etiologie du rhumatisme (*Semaine médicale*, 1891). — Des déformations dans le rhumatisme chronique osseux (*Semaine médicale*, 1896).

Perrey, *Arthropathies syringomyéliques* (thèse de Paris, 1894).

Peter, *Cliniques médicales*.

Pechmajoux, *Dissertation sur le rhumatisme goutteux* (thèse de Paris, 1804).

Pinel, *Médecine clinique*, 1804.

Plaisance, *Etude sur le rhumatisme chronique primitif* (thèse de Paris, 1858).

Piorry, *La médecine du bon sens*, 1864.

Pelissié, *Rhumatisme chronique progressif chez l'enfant* (thèse de Paris, 1889).

Perret, Observation de rhumatisme chronique chez l'enfant (*Lyon méd.*, 1890, et *Prov. méd.*, 1892).

Pitres et Vaillard, Névrites périphériques dans le rhumatisme chronique (*Revue de médecine*, 1887).

Parisot, *Pathogénie des atrophies musculaires* (thèse d'agrég., 1886).

Richardière, Arthrites rhumatismales dans l'érysipèle. — Rhumatisme scarlatineux, forme osseuse (*Soc. médecine des Hôpitaux*, 1893).

Ranvier (voir Ollivier).

Ramon (voir Chauffard).

Robin (A.), Du pseudo-rhumatisme de surmenage (*Leçons de clinique et de thérapeutique*, Paris, 1887).

Rodamel, *Traité du rhumatisme chronique*, Lyon, 1808.

Riseumann, *Arch. für Pathol.*, t. LVI.

Raymond, Recherches expérimentales sur la pathogénie des atrophies musculaires consécutives aux arthrites traumatiques (*Revue de médecine*, 1890).

Still, Arthrite rhumatoïde infantile (*Société roy. de méd. et de chir.*, Londres, 1896).

Selacowitsch (Mlle), *Accidents du rhumatisme chronique consécutif au rhumatisme articulaire aigu* (thèse de Paris, 1896).

Sydenham, *Traité de la goutte*, 1757.

Sendamore, *Traité de la goutte et du rhumatisme*, 1823.

Strümpell, *Traité de path. spéc. et thérap.* (traduit de l'allemand par J. Schramme), 1889.

Skoda, *Ueber Rhumatisme*, 1863.

Samuel, *Die trophischen Nerven*, 1860.

Trousseau, *Cliniques médicales*, t. III.

Trastour, *Du rhumatisme goutteux chez la femme* (th. de Paris, 1853).

Teissier et Roque, Art. RHUMATISME CHRONIQUE, in *Traité* Brouardel, Gilbert et Girode.

Variot, Un cas de rhumatisme chronique déformant *(Société médicale des Hôpitaux*, 1892).

Virchaux, *Etude des formes graves du rhumatisme chronique* (thèse de Paris, 1883).

Vidal, *Considérations sur le rhumatisme chronique primitif* (thèse de Paris, 1855).

Vergely, *Essai sur l'anatomie pathologique du rhumatisme chronique progressif déformant* (thèse de Paris, 1866).

Vulpian, *Cliniques médicales de la Charité*, 1879.

Villeneuve, *Du rhumatisme*, Paris, 1821.

Valtat, *Atrophies musculaires consécutives aux maladies des articulations* (thèse de Paris, 1877).

Vignes, *Atrophies du rhumatisme et de la goutte* (thèse de Paris, 1880).

Weber (G.), Rôle de la grippe dans l'étiologie du rhumatisme articulaire aigu *(Soc. de Thérap.*, 1895).

Wallich (V.), Troubles musculaires consécutifs aux arthrites *(Gaz. des Hôpitaux*, 1888).

PLANCHE II

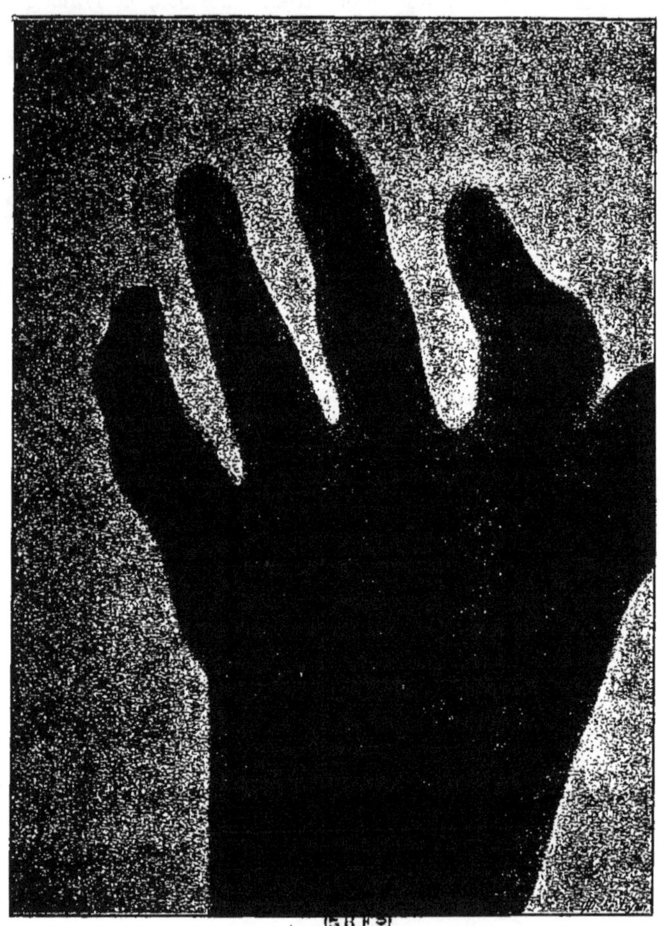

RHUMATISME CHRONIQUE DÉFORMANT

Aspect flou des métacarpiens, contours diffus. Déformations subluxations des phalanges (index et annulaire).

a

PLANCHE III

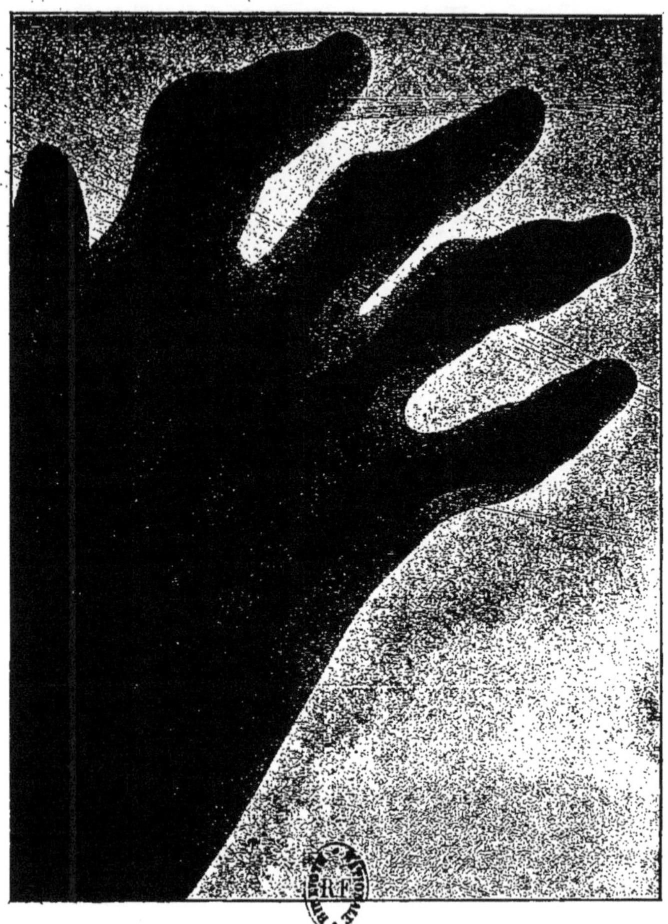

RHUMATISME CHRONIQUE DÉFORMANT

Arthrite du poignet, image diffuse des os du carpe.
Soudure, déformation, subluxation des phalanges.

PLANCHE IV

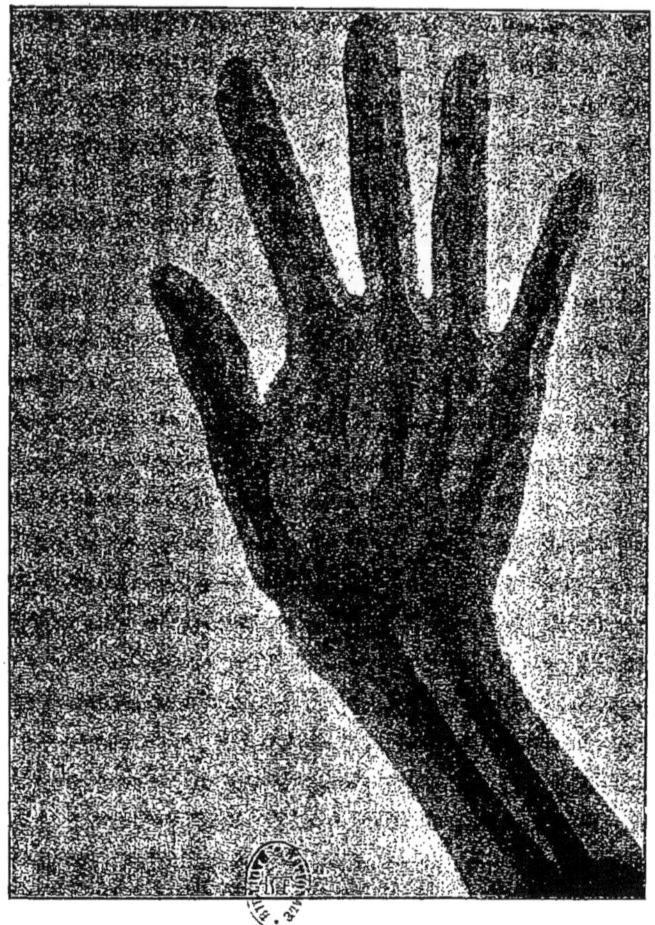

RHUMATISME CHRONIQUE DÉFORMANT

Forme noueuse, raréfaction des têtes osseuses, tendance à la soudure articulaire.

Montre le rôle de la tête du radius hypertrophiée dans la déviation de la main et des doigts sur le bord cubital.

Planche V

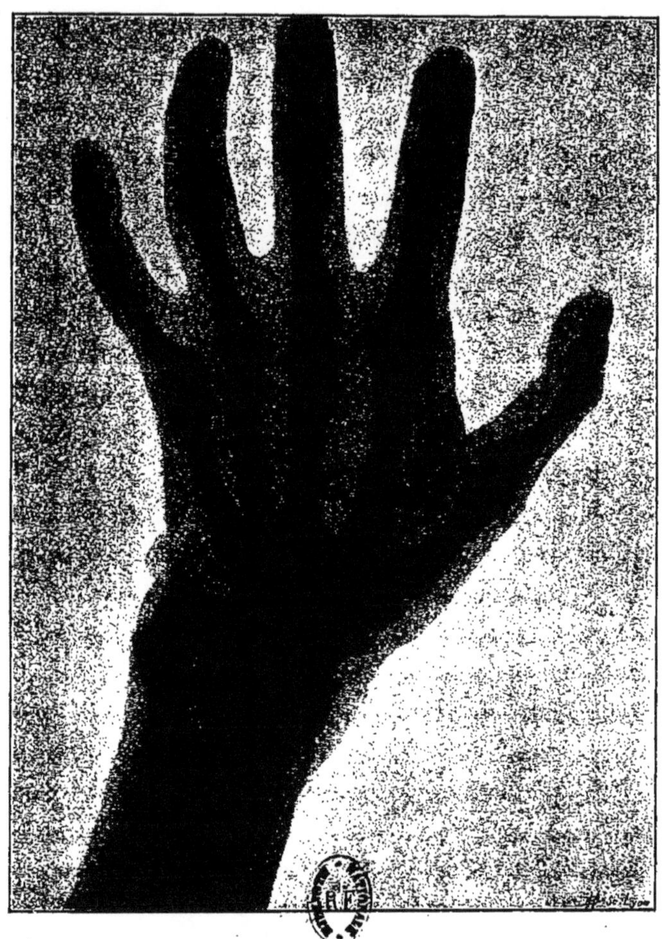

RHUMATISME CHRONIQUE DÉFORMANT

Arthrite du poignet. Hypertrophie très marquée de la tête du radius et luxation du cubitus en dedans.

Raréfaction osseuse.

Planche VI

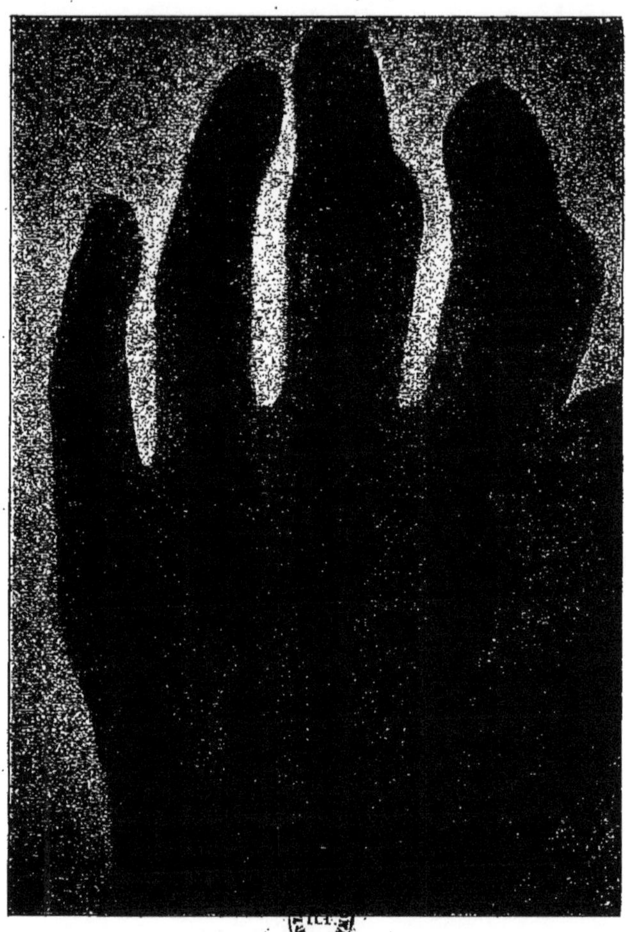

RHUMATISME CHRONIQUE DÉFORMANT

Les articulations métacarpo-phalangiennes sont libres, leur interligne articulaire se voit très nettement, les surfaces articulaires ne sont pas déformées.

Seules les articulations des phalanges entre elles sont envahies.

PLANCHE VII

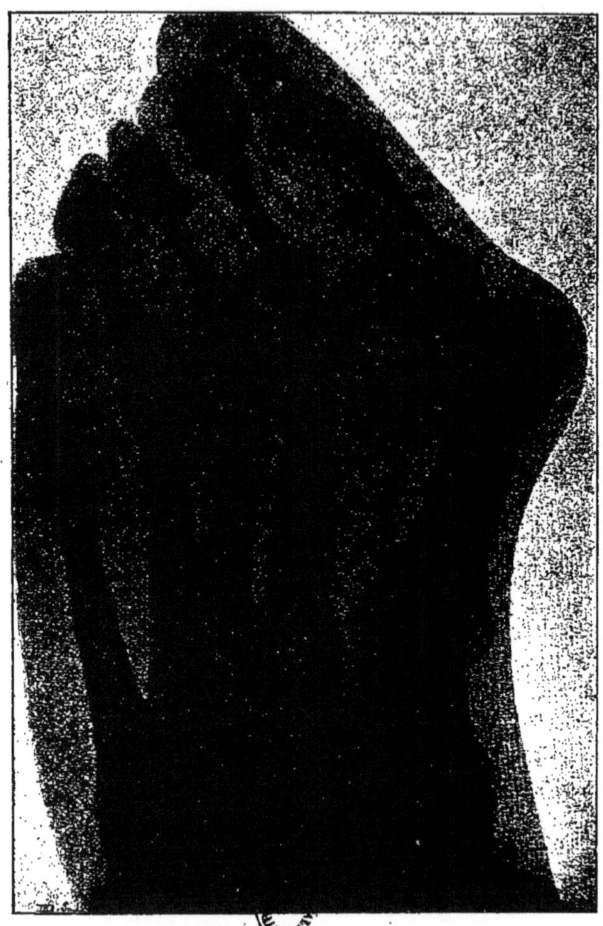

RHUMATISME CHRONIQUE DÉFORMANT

Pied. Saillie en dedans du premier métatarsien. Orteils déviés en dehors. Etalement et déformation des surfaces articulaires. Raréfaction osseuse des phalanges, striation floue et irrégulière.

Planche VIII

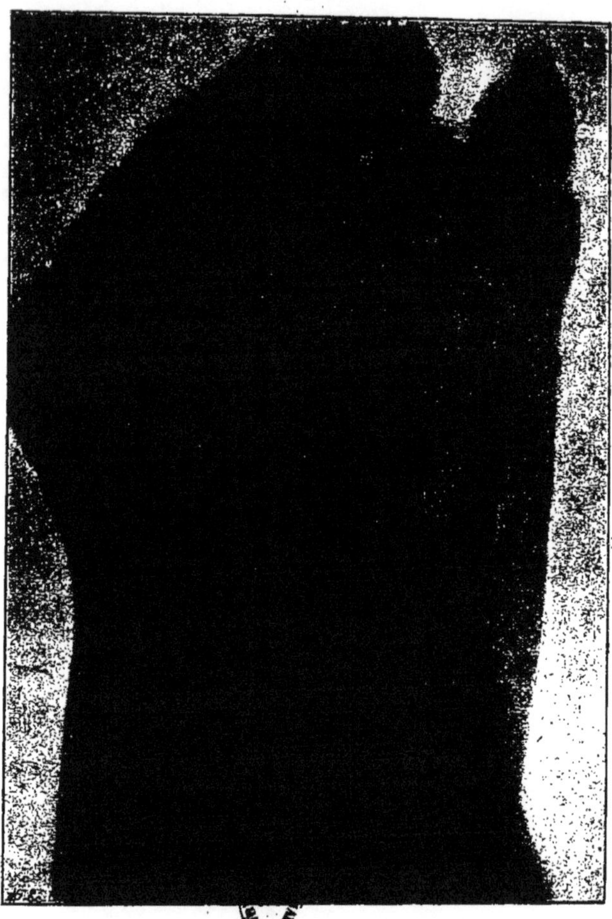

RHUMATISME CHRONIQUE DÉFORMANT

Pied. Luxation en dehors du gros orteil qui passe par dessus les autres. Les petits orteils sont subluxés avec des surfaces articulaires très déformées.

PLANCHE IX

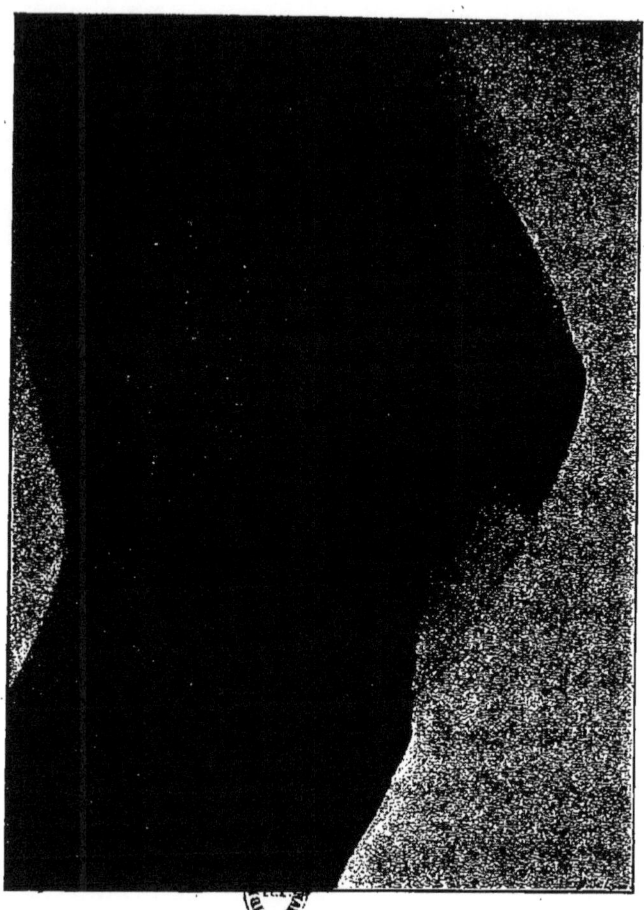

RHUMATISME CHRONIQUE DÉFORMANT

Articulation du genou ankylosée en légère flexion. Soudure du plateau tibial aux condyles du fémur et de la rotule engrenée entre les deux condyles. Disparition de l'interligne articulaire.

Planche X

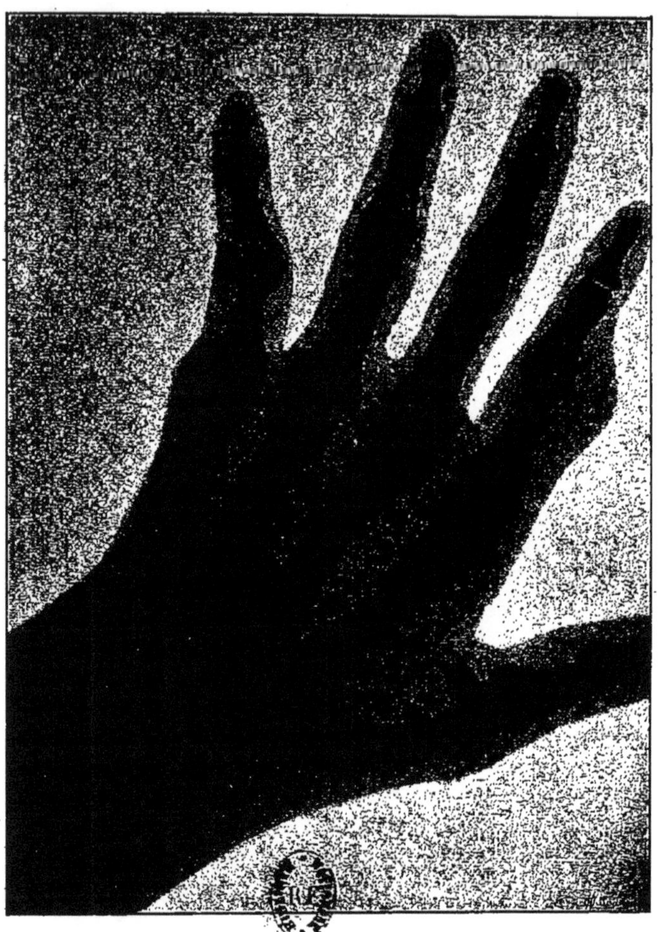

GOUTTE CHRONIQUE. TOPHUS ET DÉFORMATIONS ARTICULAIRES

Les articulations phalango-phalangiennes de l'index et de l'auriculaire ont été envahies par des urates de chaux substitués aux phosphates de chaux (taches transparentes). A l'index, saillie anormale due à un tophus non apparent sur l'image.

Contours osseux très nets. Pas de raréfaction.

PLANCHE XI

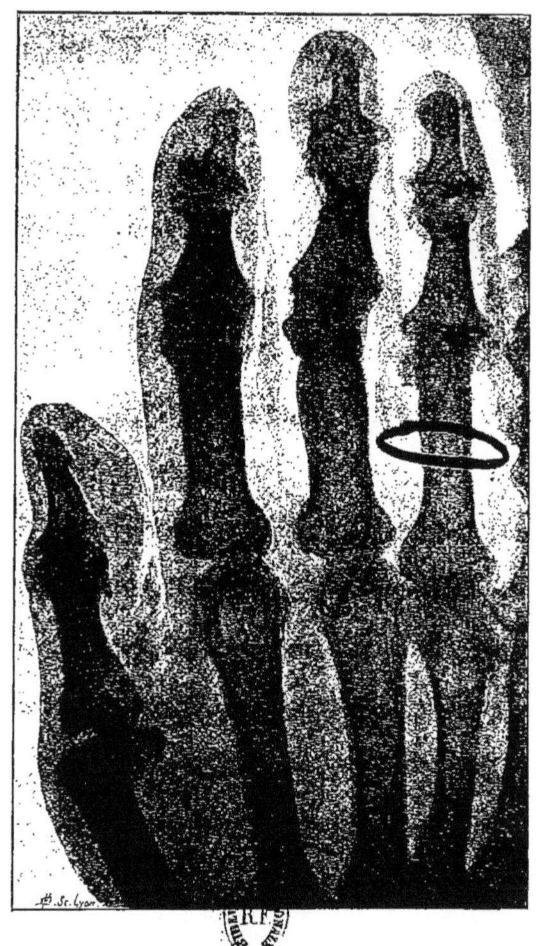

RHUMATISME CHRONIQUE DÉFORMANT. NODOSITÉS D'HEBERDEN

Nodosités latérales des articulations des phalangines et phalangettes due à un bourgeonnement osseux des bourrelets des surfaces articulaires.

Au medius déviation latérale, due à l'effondrement partiel unilatéral de l'articulation phalango-phalangienne.

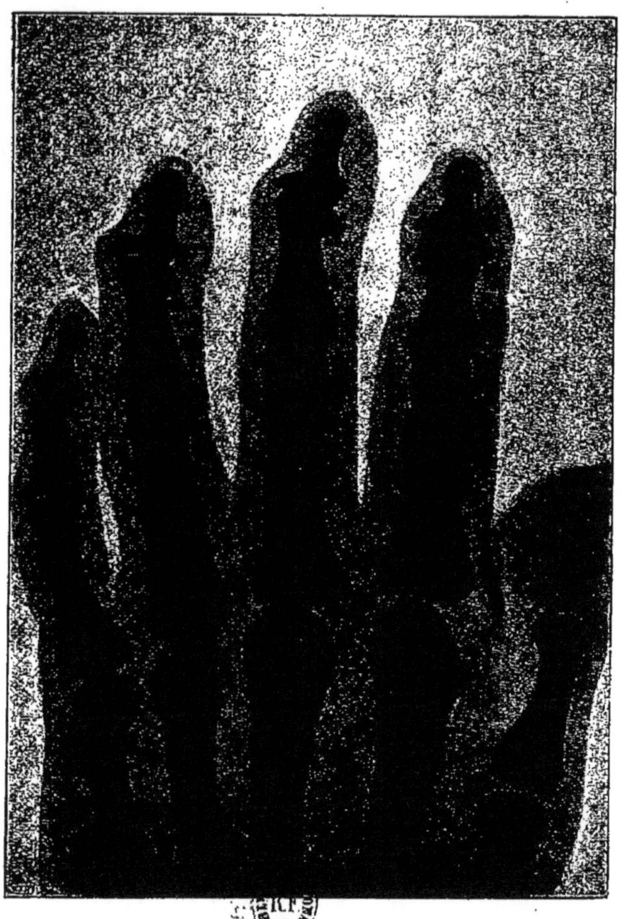

NODOSITÉS D'HEBERDEN

Etalement, applatissement et bourgeonnement des surfaces articulaires. A l'index on constate la présence de parcelles osseuses détachées comme fracturées et formant des os sésamoïdes anormaux.

Planche XIII

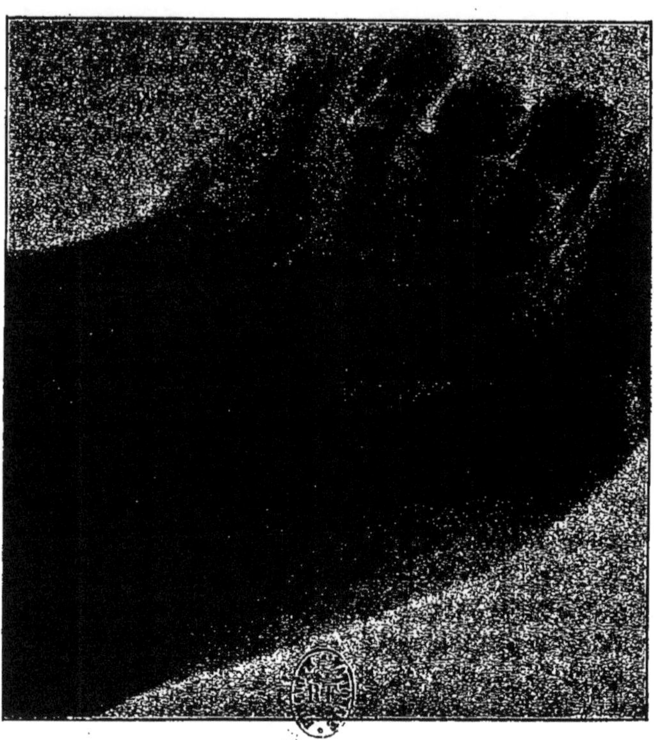

RHUMATISME CHRONIQUE DÉFORMANT. PÉRIODE MYÉLOPATHIQUE

Résorption des têtes de métatarsiens qui sont étirés en fuseaux.
Raréfaction osseuse considérable des orteils.

PLANCHE XIV

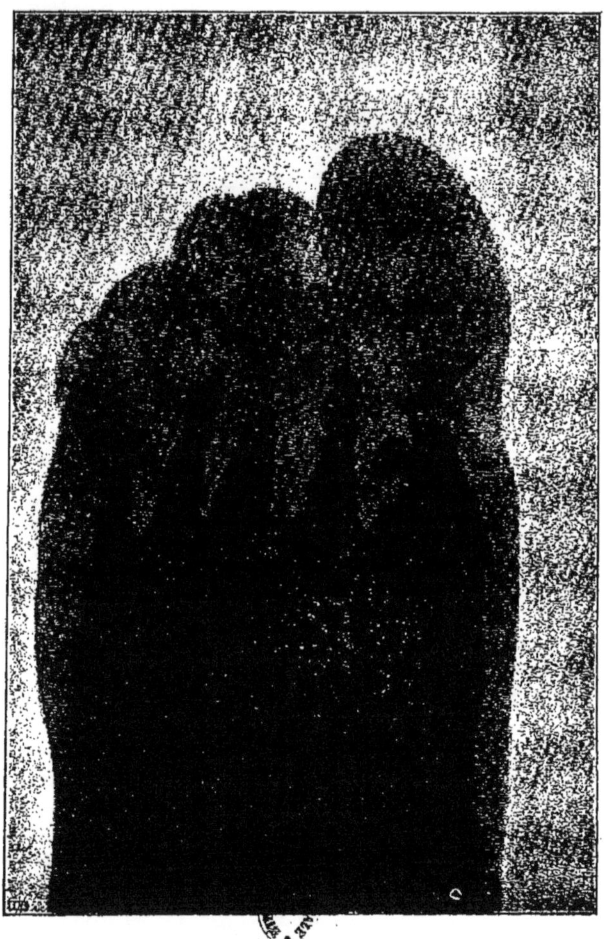

ATAXIE LOCOMOTRICE

Pied tabétique. Résorption des têtes des métatarsiens étirés en fuseaux. Résorption presque complète des orteils.

Planche XV

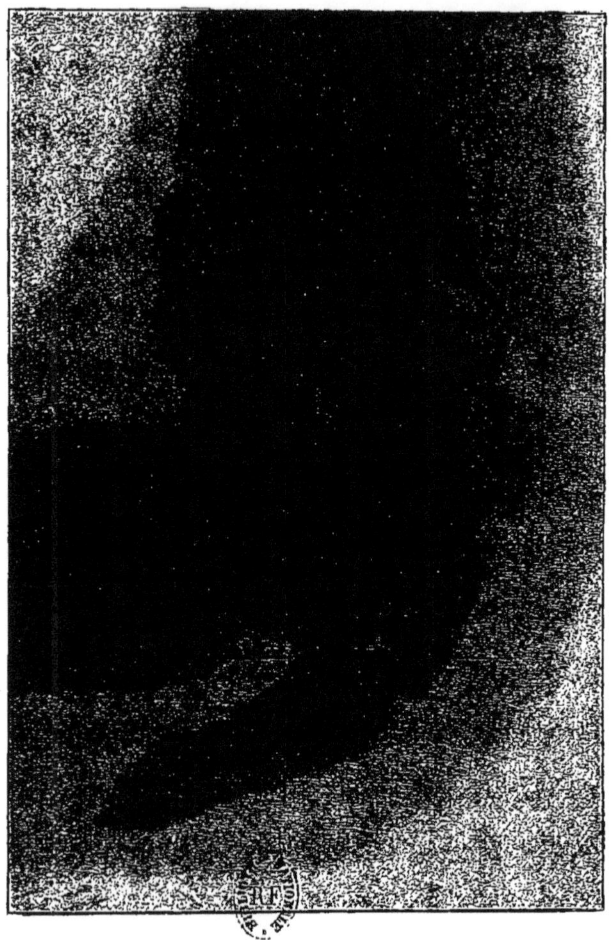

ARTHROPATHIE NERVEUSE (TRAUMATISME DE LA COLONNE ET DU BASSIN)

Arthrite tarsienne et tibio-tarsienne.
Ossification à distance du tendon d'Achille sur une hauteur
de 5 à 6 centimètres.

Planche XVI

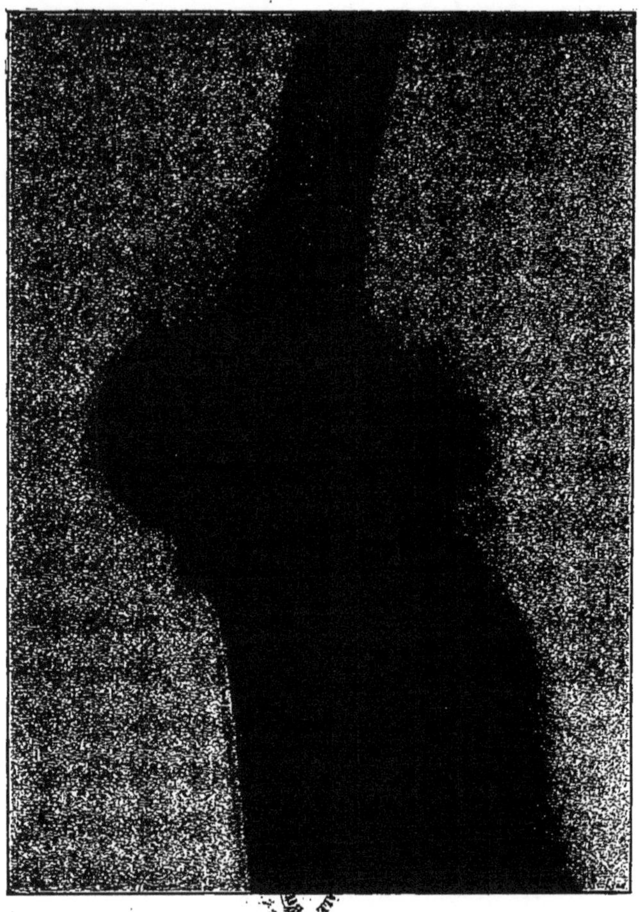

ATAXIE LOCOMOTRICE

Arthrite du genou. Raréfaction du squelette primitif. Ossification nouvelle aux extrémités antérieure et postérieure du fémur. Coque osseuse péri-articulaire, disparition de la rotule.

PLANCHE XVII

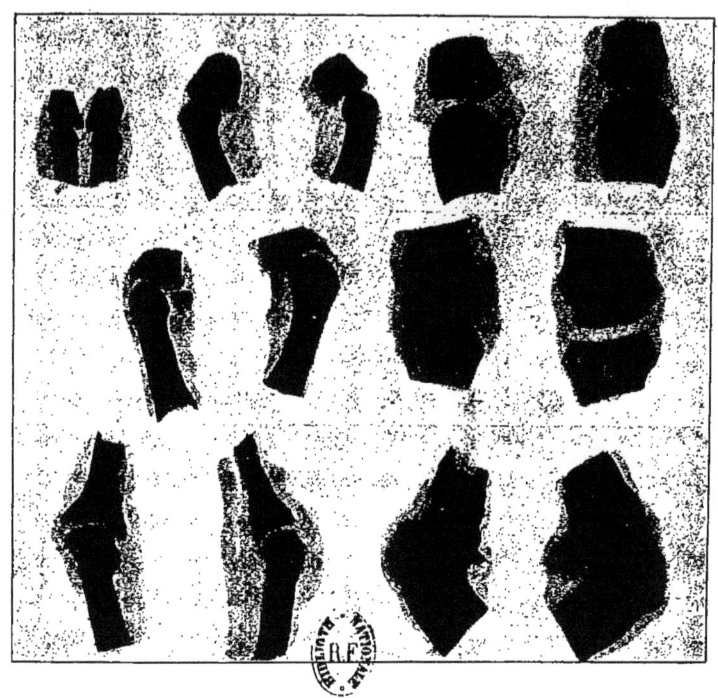

RHUMATISME CHRONIQUE DÉFORMANT
(PIÈCES D'AUTOPSIE EN COUPES MINCES)

1re rangée. — Articulations normales, surface articulaire saine, striation homogène.

2e rangée. — Articulations malades ; surfaces déformées, striation large, irrégulière

3e rangée. — Articulations très atteintes et ankyloses. Formation de tissu fibreux, intra-articulaire.

Planche XVIII

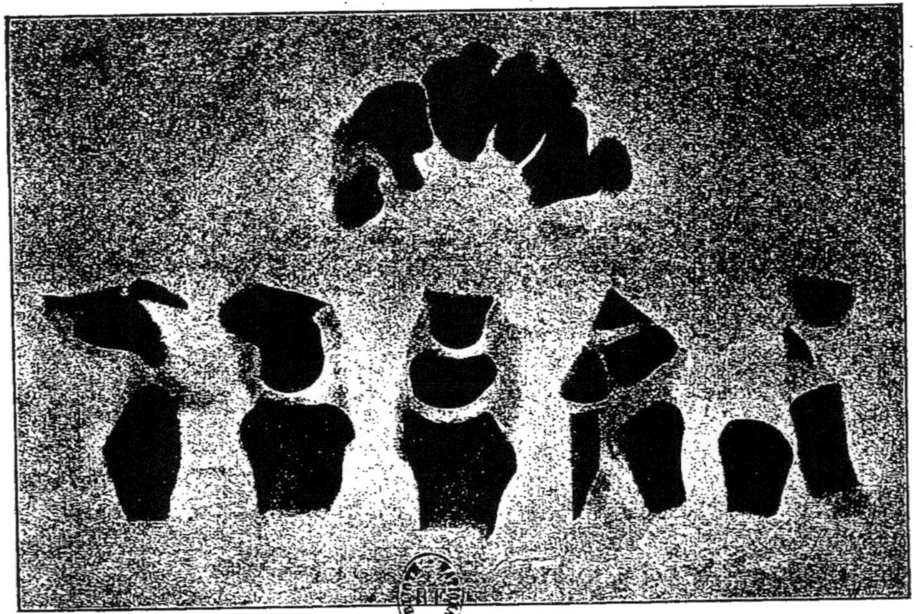

SQUELETTE D'UN POIGNET NORMAL DÉBITÉ EN COUPES MINCES

1° *Coupe transversale du carpe.*

2° *Coupes radio-carpiennes.* 3° *Coupes cubito-carpiennes*

Striation osseuse, dense et régulière. Tous les os sont bien distincts avec un contour très net des surfaces articulaires se correspondant très exactement.

PLANCHE XIX

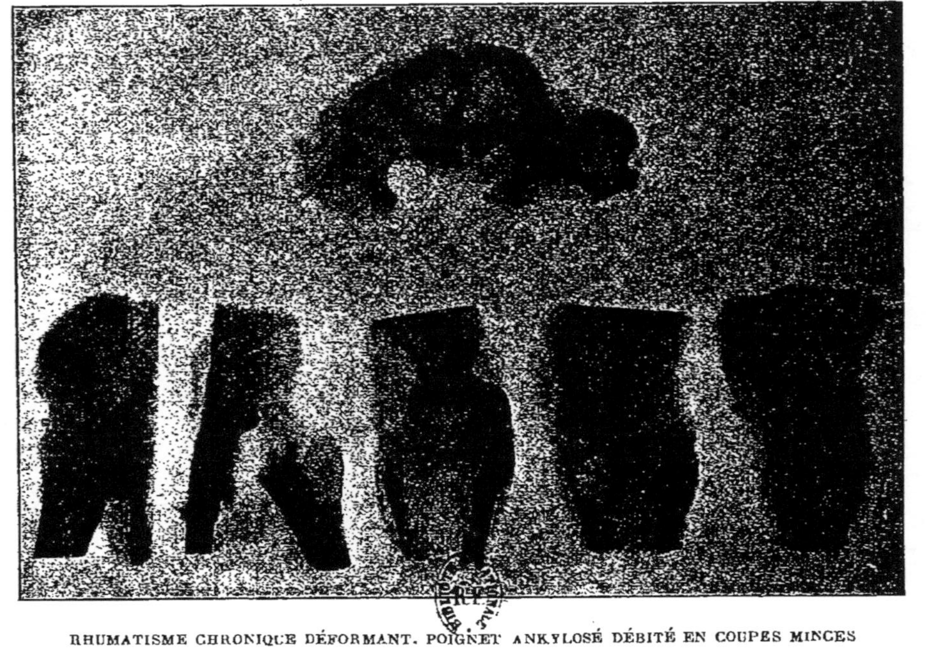

RHUMATISME CHRONIQUE DÉFORMANT. POIGNET ANKYLOSÉ DÉBITÉ EN COUPES MINCES

1° *Coupe transversale du carpe.*

2° *Coupes cubito-carpiennes.* 3° *Coupes radio-carpiennes.*

Tous les os sont soudés sans contour distinct. Surfaces articulaires déformées. Infiltration graisseuse avec raréfaction osseuse. Cavernes graisseuses. Striation lâche et irrégulière. Sur l'une des coupes radio carpiennes on voit la formation des soufflures latérales.

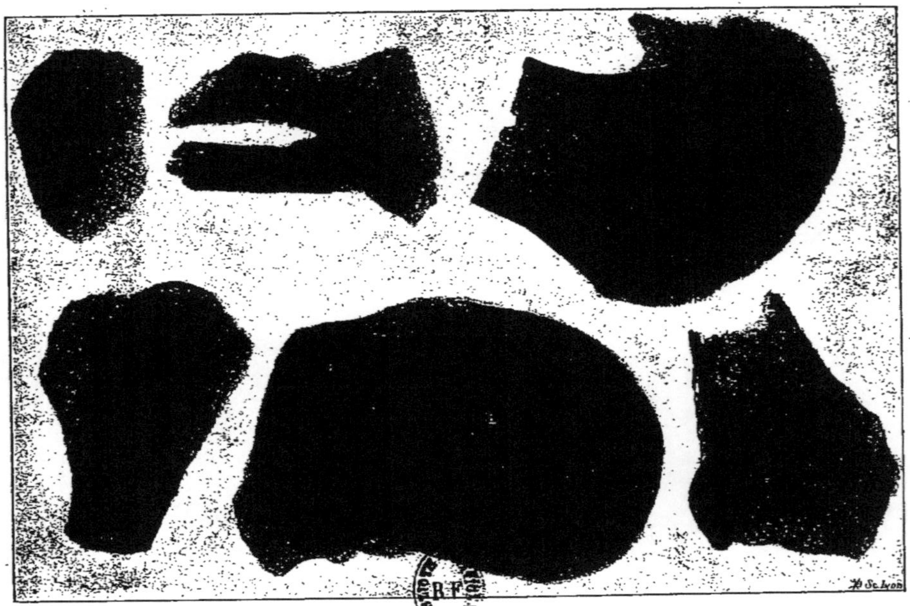

RHUMATISME CHRONIQUE DÉFORMANT. EXTRÉMITÉS OSSEUSES ARTICULAIRES EN COUPES

Rotule. *Articulation sterno-claviculaire et première côte* *Femur (condyle)*
Tête humérale *Plateau tibial* *Tête humérale*

Raréfaction osseuse considérable. Laxité et irrégularité de la striation.

PLANCHE XX

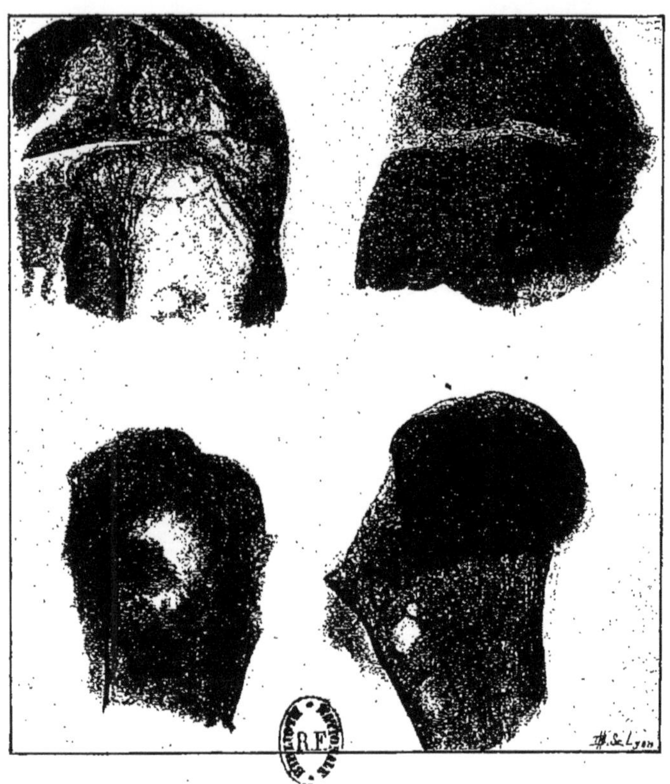

RHUMATISME CHRONIQUE DÉFORMANT. EXTRÉMITÉS OSSEUSES ARTICULAIRES EN COUPE

OSTÉOMOLACIE DU SQUELETTE

Articulation du genou — *Plateau tibial et naissance du peroné*
Tête humérale. — *Condyle du femur.*

Raréfaction énorme de l'os médullaire et même du tissu compact. Infiltration graisseuse très marquée. Transformation fibreuse, décalcification.

TABLE

DEUXIÈME PARTIE

Lyon. — Imp. PITRAT AINÉ, A. REY Succ., 4, rue Gentil. — 15156

Lyon — Imp. PITRAT AINÉ, A. Rey Successeur, 4, rue Gentil. — 15717